essentials

Essentials liefern aktuelles Wissen in konzentrierter Form. Die Essenz dessen, worauf es als „State-of-the-Art" in der gegenwärtigen Fachdiskussion oder in der Praxis ankommt. *Essentials* informieren schnell, unkompliziert und verständlich

- als Einführung in ein aktuelles Thema aus Ihrem Fachgebiet
- als Einstieg in ein für Sie noch unbekanntes Themenfeld
- als Einblick, um zum Thema mitreden zu können

Die Bücher in elektronischer und gedruckter Form bringen das Fachwissen von Springerautor*innen kompakt zur Darstellung. Sie sind besonders für die Nutzung als eBook auf Tablet-PCs, eBook-Readern und Smartphones geeignet. *Essentials* sind Wissensbausteine aus den Wirtschafts-, Sozial- und Geisteswissenschaften, aus Technik und Naturwissenschaften sowie aus Medizin, Psychologie und Gesundheitsberufen. Von renommierten Autor*innen aller Springer-Verlagsmarken.

Susanne Rosenthal • Ralf Kutsche •
Niels Röckendorf

KI in der medizinischen Forschung

Ein Einblick in Regulation, ethische Fragen und computergestützte Verfahren

Springer

Susanne Rosenthal
Rheinische Hochschule Köln
Köln, Deutschland

Ralf Kutsche
Medizinökonomie & Gesundheit
Rheinische Hochschule Köln
Köln, Deutschland

Niels Röckendorf
Borstel Leibniz Lungenzentrum
Forschungszentrum Borstel
Borstel, Deutschland

ISSN 2197-6708 ISSN 2197-6716 (electronic)
essentials
ISBN 978-3-662-73615-9 ISBN 978-3-662-73616-6 (eBook)
https://doi.org/10.1007/978-3-662-73616-6

Die Deutsche Nationalbibliothek verzeichnet diese Publikation in der Deutschen Nationalbibliografie; detaillierte bibliografische Daten sind im Internet über https://portal.dnb.de abrufbar.

Springer ist ein Imprint der eingetragenen Gesellschaft Springer-Verlag GmbH, DE und ist ein Teil von Springer Nature.
Die Anschrift der Gesellschaft ist: Heidelberger Platz 3, 14197 Berlin, Germany

Geleitwort

Dieser Band entstand aus den Impulsen eines interdisziplinären Fachsymposiums, das im November 2024 von der Rheinischen Hochschule Köln und der Stiftung Wissen der Sparkasse Köln Bonn realisiert wurde. Wir danken den Autorinnen und Autoren für ihre fundierten Beiträge und die Einblicke in ihre innovativen Forschungsbereiche. Wir hoffen, dass dieses Buch dazu beiträgt, das Verständnis für die technischen Möglichkeiten und Herausforderungen von KI in der pharmazeutischen Forschung zu vertiefen und weitere Impulse für Forschung und Entwicklung sowie die praktische Anwendung zu geben.

Susanne Rosenthal, Rheinische Hochschule Köln

Julia Erber-Schropp, Stiftung Wissen der Sparkasse KölnBonn

Was Sie in diesem *essential* finden können

- Dieses essential gibt einen Einblick in mögliche Einsatzbereiche von Künstlicher Intelligenz in der medizinischen Forschung.
- Analysiert werden sowohl die regulatorischen Rahmenbedingungen an der Schnittstelle von Forschung und Anwendung sowie methodisch-ethische Fragestellungen.
- Einblicke in ein konkretes Anwendungsfeld zeigen auf, wie KI Laborressourcen sehr viel effizienter nutzen und den Aufwand gegenüber den herkömmlichen Methoden drastisch reduzieren kann.

Inhaltsverzeichnis

1 Was ist eigentlich KI? – Einordnung, Historie, Hintergründe und Ausblick

Susanne Rosenthal

Informationstechnische Systeme besiegen uns im Schach, differenzieren maligne und benigne Tumore in radiologischen Aufnahmen, generieren Bilder, Texte und Videos nach spezifischen Vorgaben und ermöglichen es, Trauernden mit einem Virtual-Reality-Klon des Verstorbenen in Interaktion zu treten. Künstliche Intelligenz oder auch KI genannt umfasst den Bereich von Lernverfahren. Während der Begriff der „Artificial Intelligence" bereits im Jahr 1956 im Rahmen der Darthmouth Conference beschrieben wurde, erreichte er erst 2022 durch das Unternehmen OpenAI mit ChatGPT seine höchste öffentliche Aufmerksamkeit. Dabei ist der Begriff der Intelligenz in der Technologie alles andere als eine Innovation unserer Zeit: Bereits 1893 erscheint der Begriff in der Veröffentlichung „The Electric Transmission of Intelligence – and other advanced Primers of Electricity" von Edwin J. Houston. Dieses Werk gilt als kulturelles Standardwerk, welches die Grundsätze und Anwendungen von Elektrizität in den Bereichen Telegrafie, Telefonie, elektrische Motoren und Generatoren beschreibt. Der Begriff der „Intelligence" wird dabei charakterisiert als die Übertragung von Informationen zwischen zwei örtlichen Punkten „[…] *die große Geschwindigkeit, mit der Strom übertragbar ist, ist besonders geeignet für die* ***schnelle Übertragung von Intelligenz zwischen Punkt****, die mit vergleichsweise großen Abständen voneinander liegen*" (Houston, 1904).

Erst 1927 präsentierte der amerikanische Radio-Ingenieur Ralph Vinton Lyon Hartley (1888–1970) seine Telegraphentheorie auf dem International Congress of Telegraphy and Telephony am Comer See, in dem er Einzelheiten seiner Theorie für die Kriterien einer störungsfreien Signalübertragung vorstellte und dabei die Theorie „Transmission of Information" prägte. Mit der Einführung der „theory of information" in die Kommunikationstechnologie wird die Begrifflichkeit

S. Rosenthal et al., *KI in der medizinischen Forschung*, essentials,
https://doi.org/10.1007/978-3-662-73616-6_1

„transmission of intelligence" abgelöst und damit erstmalig zwischen dem Austausch von reinen Informationen und deren semantischer Bedeutung unterschieden.

Der Begriff der „Artificial Intelligence", wie wir ihn heute kennen und verwenden, wurde erstmalig 1956 auf der Konferenz von Computerwissenschaftlern am Dartmouth College in New Hampshire geprägt und gilt seither als Geburtsstunde der KI. Die Konferenz fand zu einer Zeit statt, als die ersten großen Rechenmaschinen in Laboren und Firmen Einzug erhielten mit einer vergleichbaren Rechenleistung eines heutigen Taschenrechners. Organisiert wurde die Konferenz von dem amerikanischen Computerwissenschaftler John McCarthy, der das Seminar, welches als Darthmouth Conference bekannt wurde, bei der Rockefeller Stiftung beantragte: „*Wir schlagen vor, im Laufe des Sommers 1956 über zwei Monate ein Seminar zur künstlichen Intelligenz […] durchzuführen. […] Es soll versucht werden, herauszufinden, wie Maschinen dazu gebracht werden können, Sprache zu benutzen, Abstraktionen und Begriffe zu bilden, Arten von Problemen zu lösen, die zurzeit dem Menschen vorbehalten sind, und sich selbst verbessern*" (McCarthy et al., 1955). Unterstützt wurde McCarthy bei der Organisation und Durchführung von Marvin Minsky, Nathaniel Rochester (IBM) und Claude Shannon. An der Konferenz nahmen zeitweise bis zu 20 Wissenschaftler und Vertreter der Industrie teil. Dabei standen verschiedene Themen im Mittelpunkt: Wie lassen sich Computer in die Lage versetzen, ein menschliches Gehirn zu simulieren? Wie lassen sich Neuronale Netze als künstliche Nachbildung miteinander kommunizierender Nervenzellen einsetzen? Mit welcher Sprache können Computer diese Anforderungen überhaupt erfüllen? Welche Bedeutung haben Kreativität und der intuitive Umgang mit zufälligen Ereignissen? Im Rahmen der Konferenz wurde der Begriff der KI definiert als „*Für den vorliegenden Zweck wird das Problem der KI so verstanden, dass man eine Maschine dazu bringt, sich in einer Weise zu verhalten, die man als intelligent nennen würde, wenn sich ein Mensch so verhalten würde*" (McCarthy et al., 1955).

Seither versteht man KI als Teilgebiet der Informatik, welches sich mit der Entwicklung von computergestützten Systemen befasst, die menschliche kognitive Fähigkeiten wie das logische Denken, Entscheidungsfindung, Lernen, Planen und Sprachverständnis nachahmen oder simulieren, und dies auf der Basis von großen Datenmengen. Diese stellen den entscheidenden Unterschied von Digitalisierung und Automatisierung zur KI dar, beides Begriffe, die gerne irreführenderweise mit KI synonym verwendet werden. Bei der Digitalisierung handelt es sich um Informationssysteme, die eine Überführung von analogen Informationen, Daten und Prozessen in digitale Formate vorsehen, also konkrete regelbasierte Prozesse, die nicht umkehrbar sind. Als Beispiel hierfür seinen unsere Kommunikationssysteme genannt, wie E-Mail, Chat-Dienste etc. Die Digitalisierung gilt als Voraussetzung der Automatisierung, bei der Informationssysteme einfache und sich wiederholende Aufgaben und Prozesse automatisiert, nach vordefinierten Schritten und klaren Anweisungen ausführen. Dazu zählen firmeninterne Zahlungs- und Abrechnungsprozesse, ebenso wie E-Commerce-Vorgänge. Die Grundlage von KI-basierten Systemen sind stets (große) Datenmengen. Bei den Systemen handelt es sich um mathematische Modelle, deren Parameter anwendungsspezifisch mit den vorgegebenen Daten konkret berechnet werden. Diese Berechnung wird auch Lernprozess genannt. Die Datenmengen sind demnach die Eingabe in den Lernprozess, Ausgabe stellen die mathematischen Modelle mit konkret berechneten Parametern dar. Als Beispiele hierbei sind Systeme zur Musterkennung, Prognosen und Klassifikationen unter anderem bekannt.

Generell unterscheidet man bei KI zwischen schwacher und starker KI. Schwache KI löst Probleme von klar definierten Aufgabenklassen anhand zuvor erlernter Fähigkeiten. Die Lernprozesse der schwachen KI beziehen sich hierbei auf das Trainieren von Modellen mittels vorgegebener Daten für Prognosen, Klassifikationen und Mustererkennung. Mit Verfahren der schwachen KI können klar definierte und komplexe Probleme gelöst werden, wie z. B. von digitalen Assistenzsystemen. Damit gelten Verfahren des Maschinellen Lernens (ML) als schwache KI. Starke KI liegt derzeit noch nicht in greifbarer Nähe. Unter starker KI versteht man Systeme, die für ganze Aufgabendomänen Probleme selbstständig identifizieren und die optimale Lösung präsentieren. In diesem Zusammenhang spricht man ebenfalls gerne von Systemen, die über ein Bewusstsein verfügen bzw. über Kreativität.

ML wird in drei Kategorien unterteilt: überwachtes (supervised), unüberwachtes (unsupervised) und verstärkendes Lernen (reinforcement learning). Beim überwachten Lernen wird der Datensatz in Eingabe- und Zieldaten unterteilt. Die Zieldaten stellen dabei die Informationen eines Anwendungsproblems dar, die anhand der Eingabedaten vorherzusagen sind. Dabei wird der Datensatz in einen Trainings- und Testdatensatz unterteilt. Die Parameter des mathematischen Modells des ML werden anhand der Trainingsdaten bestimmt. Der Testdatensatz wird genutzt, um die Qualität des Modells bewerten zu können. Man unterscheidet im überwachten Lernen die beiden Lernziele Regression und Klassifikation. Bei der Klassifikation werden anhand der Eingabedaten die Datensätze wenigen, d. h. einer diskreten Anzahl an Klassen oder Kategorien zugeordnet. Im Falle der Regression wird für die Datensätze ein funktionaler Zusammenhang zwischen den Eingabedaten und Zieldaten zur Vorhersage der Zielgrößen bestimmt. Exemplarisch genannt seien im Fall der Regression die Vorhersage des Kaufpreises einer Immobilie anhand von Quadratmeterzahl, Anzahl der Zimmer, Baujahr etc. Bei der Klassifikation werden Mails in die Kategorien Spam und Nicht-Spam unterteilt anhand der Metadaten von E-Mails. Im Gegensatz dazu werden beim unüberwachten Lernen aus den Datensätzen Muster oder Strukturen identifiziert. Die Datensätze dienen vollständig als Eingabedaten und haben keine vorgegebenen Zielgrößen. So werden bei der Assoziationsanalyse beispielsweise Verhaltensmuster aus der Analyse des Kauf- oder Konsumverhaltens von Kunden abgeleitet. Beim Clustering werden ähnliche Datensätze in homogene Gruppen unterteilt. Eine anschließende Datenanalyse ermöglicht die Identifikation der Ähnlichkeiten. Das verstärkende Lernen unterscheidet sich wesentlich von den beiden anderen Kategorien. Es bezieht sich auf Agenten- oder Robotik-Systeme, die durch Experimentieren optimale Aktionsausführungen erlernen. Die Systeme arbeiten mit Belohnungsfunktionen, die zu maximieren sind. Fehlerhaftes Verhalten wird mit Negativpunkten bestraft, während positives Verhalten durch Pluspunkte verstärkt wird.

Die nachfolgenden Ausführungen zeigen die Meilensteine der historischen Entwicklung maschineller Lernverfahren auf, deren Geschichte jedoch bereits vor dem Jahr 1956 beginnt: Der amerikanische Neurophysiologe Warren McCulloch und der Kognitionspsychologe Walter Pitt veröffentlichten 1943 die erste mathematische Beschreibung eines abstrakten Neurons. Es stellt das erste neuronale Netzwerk bestehend aus nur einem Neuron dar, welches die Funktionsweise biologischer Neuronen durch mathematische Logik abstrahiert. Das sogenannte McCulloch-Pitts-Neuron verfügt noch nicht über die Möglichkeit, aus Daten zu lernen, denn es kennt nur zwei Zustände: „an“ oder „aus“. Trotzdem gilt es als Vorbild heutiger „Feed-Forward“-Netzwerke, bei denen Informationen durch ein neuronales Netzwerk ohne Rückkopplung oder anderen Lernmechanismus fließen. 1958 präsentieren die Amerikaner Frank Rosenblatt und Charles Wightman das Perceptron-Modell. Es handelt sich um ein flaches Netzwerk ohne Schichten mit gewichteten Verbindungen zwischen den Neuronen, die nun anhand von Eingabe- und Zieldaten anpassbar und damit lernfähig sind. Beschränkungen des Modells sind die Unfähigkeit mit nicht-linearen Problemen umgehen zu können und in seiner ursprünglichen Form konnte es nur mit den Eingabedaten 0 und 1 umgehen. Hierauf aufbauend werden später die mehrschichten neuronalen Netze entwickelt.

Ebenfalls Anfang der 50er wurde ein entscheidendes Testverfahren vorgestellt. 1950 präsentierte Alan Turing seine Idee zur Unterscheidung zwischen Mensch und Maschine bzw. zur Beurteilung, ob eine Maschine zur menschenähnlichen Intelligenz fähig ist. Dieser Test wird heute als der Turing-Test bezeichnet und sieht vor, dass die Testpersonen über Bildschirm und Tastatur ohne Blick- und Hörkontakt 5 min lang mit einem Menschen und einer Maschine kommunizieren. Wenn danach 30 % der Testpersonen die Maschine als Mensch klassifizieren, gilt der Turing-Test als bestanden. Es wurden nicht gezielt Wissen, Rechnen oder Urteilsvermögen getestet, sondern eine Maschine als intelligent definiert, wenn sie menschliches Bewusstsein über einen Zeitraum von 5 min vortäuschen kann. Alan Turing selbst vermutete, dass Rechner im Jahre 2000 so weit programmiert sind, dass gewöhnliche Nutzer mit einer Wahrscheinlichkeit von 70 % Mensch und Maschine richtig differenzieren können, wenn sie 5 min mit ihnen kommuniziert haben. Bis zum heutigen Tag ist es keinem KI-System gelungen den Turing-Test zu bestehen, noch konnte sich Turings Vorhersage bestätigen lassen. Es wundert daher nicht, dass es aus Kreisen der Industrie und Wissenschaft Kritik an dem Konzept des Turing-Test gibt bzw. bereits angepasste Verfahren des Turing-Test an einschlägigen KI-System durchgeführt wurden, die jedoch wiederum in der Kritik stehen oder angezweifelt werden.

Ein sprachenbasiertes System, welches eine vereinfachte Form des Turing-Tests bestanden hat, wurde 1966 von Joseph Weizenbaum publiziert. Das Programm mit dem Namen ELIZA gilt als erster Chatbot in der Geschichte der Informationstechnologie. Es hatte zum Ziel Therapiegespräche zu simulieren, basierend auf der personenzentrierten Gesprächstherapie des amerikanischen Psychotherapeuten Carl Rogers. Das System arbeitete mit einer Analyse von Keywords im Text der Nutzer und erstellte die Antworten regelbasiert auf diesen Keywords. ELIZA erfüllt den Turing-Test, sofern man unter der 5-Minuten-Grenze verbleibt. Leider war ELIZA nicht in der Lage, ein strukturiertes Gespräch aufrecht zu erhalten bzw. kam zu sich wiederholenden Fragestellungen. Trotzdem gilt ELIZA heute als Vorbild aller Chatbots und stellt einen Meilenstein in der Geschichte der KI dar.

Die Geschichte der KI ist jedoch nicht nur durch Meilensteine des Erfolges gekennzeichnet. Ebenso finden sich zwei sogenannte KI-Winter wieder. Der erste KI-Winter lässt sich auf die Jahre von 1974 bis 1980 datieren. Als Hauptauslöser gilt ein Zitat von James Lighthill, dass KI nicht über Spieleprobleme hinauskommt. Lighthill verwendet den Begriff „Disillusion“: Die Erwartung an KI-Modelle war groß, jedoch konnten kaum praktische Erfolge erzielt werden. Das KI-Potenzial enttäuschte aufgrund der kombinatorischen Explosion und dem damit verbundenen hohen Rechenaufwand. Ein weiterer Anlass für den KI-Winter war die Veröffentlichung „Perceptrons“ von Marvin Minsky und Seymour Papert aus dem Jahr 1969. Diese verweist auf eine begrenzte Leistungsfähigkeit von neuronalen Modellen hin. Neuronale Netze bedürfen eines hohen Speicheraufwands, der zu damaliger Zeit als nicht verfügbar bzw. zu teuer gilt. Ebenso haben neuronale Modelle eine schlechte Verarbeitungsgeschwindigkeit. Der Fortschritt bei leistungsfähiger Hardware brachte später Neuronale Netze wieder zentral ins Visier der Forschung. In den 80er-Jahren führten zunächst Expertensysteme als regelbasierte Systeme aus der ersten Krise. Expertensysteme bestehen aus einer Wissensbasis und einem separaten Inferenzregelwerk. Anhand des Regelwerks werden logische Schlüsse, Handlungsempfehlungen oder neue Aussagen aus der Wissensbasis abgeleitet.

Das bekannteste Expertensystem und auch weiterer Meilenstein in der Geschichte der KI ist MYCIN. Ziel des wissensbasierten Systems war die Beratung von Ärztinnen und Ärzten hinsichtlich Befundermittlung und Diagnoseerstellung. In den 70er-Jahren wurden neue Antibiotikagruppen entwickelt und ihre Anwendung stellte die Humanmedizin vor große Unsicherheiten: Handelt es sich um eine Infektionskrankheit, die mit Antibiotika zu therapieren ist? Welche Gruppe ist bei dem Erreger wirksam? Wie sollte dosiert werden und wie die Verabreichungsdauer aussehen? Um die Nebenwirkungen einer ungeeigneten oder unnötigen Antibiotikatherapie zu umgehen, wurde MYCIN 1972 im Rahmen des Stanford Heuristic Programming Project (HPP) entwickelt. Das Projekt wurde von E. Shortliffe und B. Buchanan durchgeführt. Das Expertenwissen für die Wissensbasis lieferte die Infektionskrankheiten-Gruppe der Stanford Medical School. Zielsetzung von Beginn an war die frühzeitige Generierung eines Prototyps, welcher dann sukzessive ausgebaut wurde. Shortliffe und Buchanan hatten drei zentrale Ziele bei der bei der Entwicklung von MYCIN zu berücksichtigen:

- **Entscheidungsunterstützung**: interaktives Programm (eine Art Chatbot), welches eine geeignete Antibiotikatherapie auf Basis mikrobiologischer sowie diagnostischer und klinischer Daten bzw. Beobachtungen der Ärztin oder des Arztes ausgibt
- **Interaktive Erklärkomponente**: zur Verbesserung der Akzeptanz des Programms setzte dieses auf erklärbares Wissen und Rechtfertigung der therapeutischen Empfehlung
- **Erweiterbarkeit**: um MYCIN langfristig einsetzen zu können, lag der Fokus auf dem Ausbau der Wissensbasis und Inferenzregelwerk für weitere therapeutische Regelungen

Obwohl MYCIN eine sehr hohe Vorhersagequalität lieferte, scheiterte das System insgesamt in der verbreiteten Anwendung an der Akzeptanz. Bis in die 80er-Jahre hinein wurde es trotzdem aufgrund seines Erfolges weiterentwickelt.

Nichtsdestotrotz stellt MYCIN den Auftakt des großen Erfolges von Expertensystemen in den 80er-Jahren dar und führte zu einem Boom. Die Systeme übertrafen die Leistung menschlicher Experten in ihren engen Domänen. Auf kommerzieller Ebene waren die Systeme abhängig von der Programmiersprache LISP und der teuren auf sie zugeschnittenen Hardware (LISP-Maschinen). Der Boom hielt nicht lange an, da Expertensysteme einige deutliche Schwächen aufwiesen und zum zweiten KI-Winter führten.

Der zweite KI-Winter lässt sich auf die Jahre 1987 bis 1993 datieren. Während der erste KI-Winter politisch-institutionell ausgelöst wurde, liegen die Gründe für den zweiten KI-Winter im ökonomisch-technologischen Bereich. Expertensysteme verursachten hohe Wartungskosten, da Wissensbasis und Inferenzregelwerk stetig manuell erweitert werden mussten. Zudem erwiesen sich Expertensysteme als fragile Methode. Im Falle von auftretenden Problemen, die nicht durch das Inferenzregelwerk abgedeckt waren, lieferten die Systeme völlig falsche Schlüsse. Die Gewinne der Unternehmen konnten die Wartungskosten nicht mehr decken und der Markt für Expertensysteme brach ein. Unternehmen, die sich auf LISP-Maschinen spezialisiert hatten, verschwanden in kurzer Zeit vom Markt. Der zweite KI-Winter gilt gemeinhin als härter, da es sich um einen Einbruch eines Marktsegments einer bereits erfolgreichen Technologie handelte.

Zwei Lehren wurden aus dem zweiten KI-Winter gezogen: Einerseits findet eine Absage an Systeme statt, bei denen KI auf manuell kodierten Regeln basiert. Gleichzeitig wendet man sich in Forschung und Entwicklung KI-Verfahren zu, bei denen die Systeme Wissen automatisch aus Daten extrahieren. Damit liegt der zukünftige Fokus auf Maschinellem Lernen.

In den 90er-Jahren feierte das ML-Verfahren der Stützvektoren (Support Vector Machine, SVM) seinen Durchbruch. SVMs wurden erstmals in den 60er-Jahren von Vladimir Vapnik und Alexey Chervonenkis eingeführt und für die Fähigkeit bekannt, komplexe Klassifizierungs- und (erstmals nur lineare) Regressionsprobleme zu lösen. Mit der Einführung der als „Soft Margin"-Methode bekannten SVM-Variante von Bernhard Boser, Isabelle Guyon und Vladimir Vapnik, veröffentlicht im Jahre 1992, existierte der erste Algorithmus, der die Verarbeitung von nicht-linear trennbaren Daten erlaubte. Dieses Verfahren führt – populärwissenschaftlich gesprochen – eine Pufferzone für Datenpunkte ein, die nicht in die starre lineare Trennung fallen. Damit wird das SVM-Verfahren flexibler und kann auf eine größere Menge realer Probleme angewandt werden. 1995 wird der Algorithmus der „Support Vector Classification" von Corinna Cortes und Vladimir Vapnik eingeführt. Er erlaubt die Verarbeitung nicht trennbarer Daten mittels Kernelfunktionen. Bei der Kernelmethode werden die Daten in einen höherdimensionalen Merkmalsraum transformiert, indem sie dann linear trennbar und mit den bekannten SVM-Verfahren lösbar sind. Der wissenschaftliche Erfolg von SVM-Verfahren wächst bis in die 2000er-Jahre und wird in dieser Zeit zunehmend in verschiedenen Bereichen, wie der Bildklassifizierung, Textkategorisierung und auch Bioinformatik eingesetzt. SVM gilt bis heute als robustes Verfahren bei hochdimensionalen Daten.

Ein halbes Jahrhundert nach ELIZA, dem Vorbild für unsere heutigen Sprachassistenten, wurde Siri als erster Sprachassistent von Apple in einer Produktpräsentation vorgestellt. Es folgen Google Now im Jahr 2012, Cortana von Microsoft im Jahr 2014 und Amazon Echo 2015, um ausgewählte, bekannte Sprachassistenten zu nennen. Öffentlicher Auslöser des aktuellen KI-Hypes ist der Chatbot ChatGPT des amerikanischen Unternehmens OpenAI, welches 2015 gegründet wurde. Die erste Chatbot Version GPT-1.0 wurde 2018 vorgestellt. Am 30. November 2022 präsentierte OpenAI eine verbesserte Version GPT-3.5, welche öffentlich zugänglich war und innerhalb von nur fünf Tagen weltweit eine Million Nutzer registrierte. Trainiert wurde das Modell mit Daten bis 2021 und lieferte daher zunächst keine Angaben zu aktuellen Ereignissen. Seither erfreut sich ChatGPT einer stark wachsenden Nutzung. Der Durchbruch von ChatGPT beruht primär nicht auf einem wissenschaftlichen Erkenntnisfortschritt auf algorithmischer Ebene, sondern auf einem Hardware-technischen Durchbruch. Wir verzeichnen in den letzten Jahren einen exponentiellen Anstieg an Datenspeicher und Verarbeitungsmöglichkeiten. Qualitativ hochwertige KI-Ansätze bedürfen einer immensen Menge an qualitativ hochwertigen Daten. Die Kombination aus effizienten Algorithmen und einer Hardware, die die schnelle Verarbeitung einer großen Datenmenge erlaubt, kann zu erfolgreichen KI-Anwendungen führen. Für Unternehmen, die in KI-Anwendungen investieren wollen, stellt sich daher die Fragen nach einer Infrastruktur an Speicher-, Rechen- und Netzwerkressourcen.

Aktuelle Herausforderungen von Large Language Models (LLM), wozu auch ChatGPT gehört, sind Halluzinationen oder schlicht erfundene, falsche Antworten der Systeme. Ebenso können Fehler bei logischen bzw. mathematischen Aufgabenstellungen auftreten, da LLMs Texte auf Basis von statischen Wahrscheinlichkeiten produzieren. Eine weitere Herausforderung ist veraltetes Wissen, denn die Modelle müssen bislang zeit- und rechenintensiv neu trainiert werden. Hieraus ergeben sich einige aktuelle Forschungsfelder.

- **Explainable AI (XAI)**: Entwicklung von Methoden zur Nachvollziehbarkeit und Transparenz von KI-Entscheidungen, um Vertrauen und regulatorische Anforderungen zu erfüllen.
- **Green AI**: Reduktion des Energieverbrauchs durch effizientere Algorithmen, Hardware und Modellarchitekturen sowie Einsatz von KI zur Ressourcenschonung.
- **Modellverkleinerung (Model Compression)**: Verfahren wie Pruning, Quantisierung oder Wissensdestillation ermöglichen kleinere, energieeffiziente Modelle bei vergleichbarer Leistung.
- **Modelladaptionen und domänenspezifische Systeme**: Ansätze wie Retrieval-Augmented Generation (RAG) und Automated Machine Learning (AutoML) unterstützen die Anpassung an spezialisierte Anwendungsfelder und automatisieren Modelloptimierung.

- **Agentic AI**: Autonome KI-Systeme, die komplexe Aufgaben eigenständig ausführen; Forschungsbedarf besteht insbesondere bei Sicherheit, Kontrolle und Zuverlässigkeit in dynamischen Einsatzumgebungen.

Schlussendlich bleibt die Frage, ob die Forschung der hohen Erwartungen von Industrie, Wirtschaft und Gesellschaft in KI-Systeme zukünftig gerecht werden kann. Es ist davon auszugehen, dass KI einen hohen Stellenwert bei der Erfüllung von alltäglichen und routinierten Aufgaben haben wird. Inwieweit es jedoch aufgrund von „Desillusion" erneut zu einem KI-Winter kommen kann, wird sich in den kommenden Jahren zeigen.

Literatur

Houston, E. J. (1904). *Electricity in everyday life*. P. F. Collier & Son.
McCarthy, J., Minsky, M. L., Rochester, N., & Shannon, C. E. (1955). *A proposal for the Dartmouth summer research project on artificial intelligence*. Dartmouth College.
Minsky, M. L., & Papert, S. (1969). *Perceptrons*. MIT Press.

2 Zwischen regulatorischen Hürden und ethischen Dilemmata: Künstliche Intelligenz formt bereits heute die Medizin von morgen!

Ralf Kutsche

Fortschritt mit Herausforderungen

Die moderne Medizin steht an einem Wendepunkt. Künstliche Intelligenz (KI) verändert bereits heute Diagnoseverfahren, Therapieansätze und die gesamte Patientenversorgung. In der Radiologie erkennen KI-Systeme Tumore mit beeindruckender Präzision, in der Notfallmedizin helfen Algorithmen dabei, kritische Verschlechterungen frühzeitig zu identifizieren. Sogar in der personalisierten Medizin werden genetische und klinische Daten genutzt, um individuell zugeschnittene Behandlungen zu entwickeln. Was einst nach Science-Fiction klang, ist längst Realität in vielen Kliniken und Forschungslaboren.

Doch dieser technologische Fortschritt wirft drängende Fragen auf. Wie viel Entscheidungsfreiheit darf eine KI in der Medizin haben? Wer trägt die Verantwortung, wenn eine maschinell, durch einen Algorithmus gestützte Diagnose falsch ist? Und welche Regularien sorgen dafür, dass KI-Systeme sicher und fair bleiben, ohne Innovationen auszubremsen?

Besonders in der Europäischen Union unterliegt der Einsatz von KI im Gesundheitswesen strengen Regeln. Der AI Act (European Commission, 2024), die Datenschutz-Grundverordnung (DSGVO) (European Commission, 2016) bzw. das Bundesdatenschutzgesetz (BDSG) (2017) und die Medizinprodukteverordnung (Medical Device Regulation, kurz: MDR) (European Commission, 2017) sowie das Gesundheitsdatennutzungsgesetz (GDNG) (2024) bestimmen, welche Systeme und Daten zugelassen werden und wie sie eingesetzt werden dürfen. Diese Regularien sollen Patienten schützen und Vertrauen in KI-gestützte Medizin stär-

S. Rosenthal et al., *KI in der medizinischen Forschung*, essentials,
https://doi.org/10.1007/978-3-662-73616-6_2

ken – jedoch bringen sie auch Herausforderungen mit sich. Gleichzeitig stellen sie Unternehmen, insbesondere kleinere, vor große Herausforderungen. Die strengen Auflagen können langwierige Zulassungsverfahren und hohe Kosten verursachen (Bundesverband Medizintechnologie, 2024; Medical Mountains GmbH, 2023) – ein unüberwindbares Hindernis für viele Start-ups, die mit Innovationen den Markt erobern wollen.

Dabei geht es nicht nur um gesetzliche Bestimmungen, sondern auch um ethische Grundsatzfragen. Medizinische KI-Systeme müssen transparent und nachvollziehbar sein. Ärzte und Patienten müssen verstehen, wie eine KI zu einer Entscheidung kommt. Doch in vielen Fällen ist der Entscheidungsprozess eines Algorithmus ein „Black Box"-Phänomen, ein undurchsichtiger Prozess, den weder Ärzte noch Patienten vollständig nachvollziehen können. Noch problematischer wird es, wenn solche Systeme unbewusste Verzerrungen in den Daten aufweisen. Dies könnte dazu führen, dass bestimmte Patientengruppen systematisch benachteiligt werden.

In diesem Artikel werden wir uns mit diesen Herausforderungen auseinandersetzen. Wir beleuchten die Spannungen zwischen technologischem Fortschritt, regulatorischen Hürden und ethischer Verantwortung. Dabei stellen wir uns aber auch die Frage: Haben wir überhaupt das Können, die Mittel und das nötige Geld, um KI-Innovationen im Gesundheitswesen zu realisieren? Können wir es uns angesichts der aktuellen wirtschaftlichen Probleme leisten, diese Technologien sicher und gerecht in die Praxis umzusetzen? Und wie könnte eine Zukunft aussehen, in der KI das Gesundheitswesen tatsächlich zum Besseren verändert oder scheitern wir bereits an den finanziellen und politischen Hürden?

Regulatorische Rahmenbedingungen in der EU

Der Einsatz von Künstlicher Intelligenz im Gesundheitswesen bringt nicht nur Fortschritt, sondern auch eine Vielzahl an regulatorischen Anforderungen (European Commission, 2024, 2016, 2017, 2023, 2022; Deutscher Bundestag, 2023; Wachter et al., 2020; Bundesdatenschutzgesetz, 2017) mit sich. Während in den USA häufig ein pragmatischerer Ansatz verfolgt wird, setzt die Europäische Union auf strenge Richtlinien, um Patientensicherheit und ethische Standards zu gewährleisten. Das klingt zunächst vernünftig – schließlich soll eine KI, die Diagnosen stellt oder Therapieempfehlungen gibt, zuverlässig und nachvollziehbar arbeiten. Doch die Realität für Entwickler und Unternehmen zeigt sich oft anders: Die strikten Vorgaben bedeuten lange Zulassungszeiten, hohe Investitionen und Unsicherheiten darüber, welche Anforderungen in Zukunft noch hinzukommen könnten (Bundesverband Medizintechnologie, 2024; Medical Mountains GmbH, 2023).

Die Entwicklung und Implementierung von Künstlicher Intelligenz im Gesundheitswesen ist untrennbar mit einer Vielzahl regulatorischer Hürden verbunden. In der Europäischen Union gibt es bereits eine Reihe von rechtlichen Vorgaben, die den Einsatz von KI in diesem sensiblen Bereich betreffen, jedoch fehlt es bislang an einem klaren und umfassenden Regelwerk, das sowohl den technologischen Fortschritt fördert als auch die ethischen und datenschutzrechtlichen Anforderungen wahrt.

Ein Beispiel aus der Praxis: Ein junges Medizintechnik-Start-up entwickelt eine KI, die Hautkrebs anhand von Bildern mit hoher Präzision erkennen kann. Die Algorithmen basieren auf Millionen von Datensätzen und zeigen in ersten Tests beeindruckende Ergebnisse (Esteva et al., 2017). Doch bevor das System tatsächlich in Krankenhäusern oder Arztpraxen eingesetzt werden darf, muss es sich durch ein kompliziertes Zulassungsverfahren kämpfen. Die Medizinprodukteverordnung (European Commission, 2017) verlangt klinische Studien, die nachweisen, dass die KI mindestens genauso zuverlässig ist wie ein erfahrener Hautarzt. Hinzu kommen strenge Dokumentationspflichten,[1] Datenschutzauflagen der DSGVO (European Commission, 2016) und die Anforderungen des neuen europäischen KI-Gesetzes (European Commission, 2024; European Commission, 2022), das Hochrisiko-Systeme – wie eben auch medizinische KI – besonders streng reglementiert.

Diese Vorgaben erfüllen zweifellos eine wichtige Funktion: Sie stellen sicher, dass keine unausgereiften oder fehlerhaften Systeme auf den Markt kommen. Gleichzeitig bremsen sie aber insbesondere kleinere Unternehmen aus, die oft nicht die finanziellen Mittel haben, jahrelange Prüfverfahren zu durchlaufen. Während große Pharmaunternehmen und Tech-Giganten diese Hürden mit umfassenden Ressourcen bewältigen können, stehen Start-ups häufig vor der Wahl: weiter kämpfen oder aufgeben!

Doch nicht überall auf der Welt geht man diesen Weg. Ein Blick auf China zeigt ein völlig anderes Vorgehen. Dort wird Künstliche Intelligenz als strategischer Schlüsselbereich betrachtet, und die Regierung verfolgt eine ambitionierte Entwicklungsstrategie (State Council of China, 2017; Zhang & Dai, 2022; Cheng & Zeng, 2022). Während Europa versucht, Innovation durch Regulierung zu kontrollieren, setzt China gezielt Anreize, um Unternehmen zur schnellen Umsetzung neuer KI-Technologien zu bewegen. Das bedeutet nicht, dass es dort keine Vorschriften gibt – im Gegenteil. China hat in den letzten Jahren eigene KI-Regulierungen erlassen, insbesondere im Bereich Datenschutz und Algorithmuskontrolle. Doch der Fokus liegt weniger auf langfristigen Zulassungs-

[1] Das Patientenrechtegesetz integriert seit 2013 die Dokumentationspflicht fest ins Bürgerliche Gesetzbuch (BGB) unter Paragraf § 630 f.

verfahren, sondern vielmehr auf einer pragmatischen Umsetzung. So konnten chinesische Unternehmen z. B. während der COVID-19-Pandemie in Rekordzeit KI-gestützte Diagnosesysteme für Lungen-CT-Scans entwickeln und direkt in Krankenhäusern einsetzen (Wang et al., 2020; Yan et al., 2022). In Europa hätte ein solches System zunächst über Jahre klinisch validiert werden müssen, bevor es eine offizielle Zulassung erhält. Die chinesische Strategie birgt jedoch auch Risiken: Ohne ausreichende Sicherheitsüberprüfungen könnte eine fehlerhafte KI zu falschen Diagnosen führen, was fatale Folgen für Patienten haben kann (Yangarchive, 2024). Zudem stellt sich die Frage, wie sehr ethische Prinzipien und Datenschutz in einem System gewahrt werden, das den schnellen technologischen Fortschritt priorisiert (Mennella et al., 2024; Europäische Kommission, 2018).

Auch für Ärzte bringt die Regulierung Herausforderungen mit sich. Wenn eine KI in einer Diagnose unterstützt, müssen Mediziner sicherstellen, dass sie den Entscheidungsprozess der Software nachvollziehen können. Transparenz und Erklärbarkeit sind daher zentrale Prinzipien der europäischen Gesetzgebung (European Commission, 2023). Doch wie erklärt man Patientinnen und Patienten, warum eine KI ihren Fall als unkritisch einstuft, während sie selbst besorgt sind? Die DSGVO verlangt, dass Patientinnen und Patienten das Recht haben, eine automatisierte Entscheidung anzufechten – aber bedeutet das, dass Ärztinnen und Ärzte einer KI-Einschätzung misstrauen sollten?

Letztendlich stehen Europa, USA und China für unterschiedliche und teilweise entgegengesetzte Philosophien: Während Europa den Fokus auf Sicherheit und ethische Standards legt, um mögliche Risiken zu minimieren, setzt die USA auf einen pragmatischeren Ansatz und China auf Geschwindigkeit und technologische Vorherrschaft. Alle Ansätze haben ihre Vor- und Nachteile – und die große Frage bleibt: Können wir es uns leisten, auf Fortschritt zu warten?

Ethische Dilemmata: Transparenz, Verantwortung und Bias

Der Einsatz von Künstlicher Intelligenz im Gesundheitswesen wirft nicht nur regulatorische und technische Fragen auf, sondern stellt uns auch vor erhebliche ethische Dilemmata (Guoarchive, 2025). Insbesondere die Themen: Transparenz, Verantwortung und Bias stehen im Mittelpunkt der Diskussion. Diese Fragen betreffen nicht nur Entwickler und Unternehmen, sondern auch die gesamte Gesellschaft, die von den Fortschritten der KI profitieren soll.

Ein zentrales ethisches Problem ist die Transparenz von KI-Systemen. Viele KI-Modelle, insbesondere Deep Learning-Algorithmen, gelten für viele als „Black Boxes", deren Entscheidungsprozesse nur schwer nachzuvollziehen sind. Dies stellt eine Herausforderung für die Akzeptanz und das Vertrauen in solche Systeme dar, insbesondere im Gesundheitswesen, wo Entscheidungen über Leben und Tod getroffen werden. Wenn ein KI-System eine Diagnose stellt oder eine Therapieempfehlung gibt, wie können Ärztinnen und Ärzte sowie Patientinnen und Patienten sicher sein, dass diese Entscheidung auf einer nachvollziehbaren und fairen Grundlage basiert? In der Europäischen Union fordert die EU-Verordnung über KI (AI Act) (European Commission, 2024), dass KI-Systeme, die in Bereichen wie der Gesundheitsversorgung eingesetzt werden, transparent und erklärbar sein müssen. Doch wie lässt sich diese Transparenz gewährleisten, wenn die Technologie selbst immer komplexer und schwer nachvollziehbar wird? Eine überzeugende Antwort darauf wird wohl noch einige Zeit auf sich warten lassen.

Ein weiteres ethisches Problem ist die Verantwortung für Entscheidungen, die von KI-Systemen getroffen werden. Wer trägt die Verantwortung, wenn eine KI-Diagnose fehlerhaft ist und zu einer falschen Behandlung führt? Ist es der Entwickler oder der Hersteller des Systems, der Arzt, der die Entscheidung trifft oder das Krankenhaus, in dem die KI eingesetzt wird? Die rechtliche und ethische Verantwortung ist oft unklar und es gibt noch keine allgemein akzeptierten Modelle, um diese Fragen zu beantworten. Ein Beispiel: In einem Fall in den USA führte eine KI-gestützte Radiologie-Software zu einer Fehldiagnose, bei der ein Tumor übersehen wurde (Challen et al., 2019; Muehlematter et al., 2023). Die Frage, wer in diesem Fall haftet, ist bis heute nicht eindeutig geklärt. Die Unsicherheit in Bezug auf die Haftung kann dazu führen, dass Ärzte und Institutionen zögerlich sind, KI-Systeme vollständig in ihre Entscheidungsprozesse zu integrieren, was wiederum den potenziellen Nutzen der Technologie einschränkt.

Ein besonders schwieriges ethisches Problem im Kontext von KI im Gesundheitswesen ist der *Bias*.[2] KI-Systeme lernen aus historischen Daten und wenn diese Daten Vorurteile oder Ungleichgewichte enthalten, können diese in die Algorithmen übertragen werden. Im Gesundheitswesen bedeutet dies, dass KI-Modelle möglicherweise die bestehenden Ungleichheiten im Zugang zu Gesundheitsversorgung oder in der Diagnostik verstärken. Beispiele hierfür sind der *Amazon's AI Re-*

[2] Ein Bias ist eine systematische Verzerrung oder Voreingenommenheit in Daten, Algorithmen oder Entscheidungsprozessen, die dazu führen kann, dass bestimmte Gruppen bevorzugt oder benachteiligt werden. Im Kontext von Künstlicher Intelligenz im Gesundheitswesen bedeutet dies, dass KI-Modelle aufgrund unausgewogener oder unvollständiger Trainingsdaten fehlerhafte oder diskriminierende Ergebnisse liefern können.

cruiting Tool Bias[3]-Skandal, der *Microsoft's Tay AI Chatbot*[4]-Skandal oder die ungleiche Behandlung von Patientengruppen, insbesondere von Minderheiten, durch KI-gestützte Systeme. Ein Modell, das auf Daten basiert, die überwiegend von weißen, westlichen Patienten stammen, könnte dazu führen, dass Diagnosen und Behandlungsoptionen für Menschen aus anderen ethnischen Gruppen weniger präzise oder sogar diskriminierend sind (Obermeyer et al., 2019; Schneider, 2021). Dies stellt eine ernsthafte ethische Herausforderung dar, die nicht nur die Fairness und Gerechtigkeit des Systems betrifft, sondern auch das Vertrauen in den gesamten Bereich der medizinischen KI untergraben könnte.

Die Lösung dieser ethischen Dilemmata erfordert ein ausgewogenes Vorgehen. Auf der einen Seite sollte der technologische Fortschritt nicht behindert werden, auf der anderen Seite müssen grundlegende ethische Prinzipien wie Gleichheit, Transparenz und Verantwortung gewahrt bleiben. Eine mögliche Lösung könnte die Förderung von Ethik-Boards und die Entwicklung klarer ethischer Leitlinien für die KI-Entwicklung im Gesundheitswesen sein. Diese könnten sicherstellen, dass KI-Modelle auf fairen und transparenten Daten basieren und dass Entwicklerinnen und Entwickler, Ärztinnen und Ärzte sowie Institutionen klare Richtlinien zur Verantwortung haben, wenn Fehler auftreten.

Die Regulierung von KI im Gesundheitswesen könnte zudem durch die Einführung von Ethik-Tests ergänzt werden, um sicherzustellen, dass KI-Systeme nicht nur den technischen und datenschutzrechtlichen Anforderungen entsprechen, sondern auch ethischen Standards gerecht werden. Gleichzeitig könnte die Einführung von Diversität in Datensätzen und die Förderung von inklusiven Datenquellen dazu beitragen, den Bias in den Algorithmen zu verringern und so eine gerechtere Gesundheitsversorgung zu fördern.

Abschließend lässt sich sagen, dass die ethischen Herausforderungen im Zusammenhang mit KI im Gesundheitswesen weitreichend sind und einer sorgfältigen und kontinuierlichen Auseinandersetzung bedürfen. Nur durch eine enge Zusammenarbeit von Entwicklerinnen und Entwicklern, Regulierungseinrichtungen, Ethikerinnen und Ethikern sowie medizinischen Fachkräften kann

[3] Amazon entwickelte ein KI-gestütztes Rekrutierungstool, das Bewerbungen bewertete. Es stellte sich jedoch heraus, dass das System weibliche Bewerberinnen benachteiligte, da es auf historischen Daten basierte, die männliche Dominanz widerspiegelten. Infolgedessen wurden Lebensläufe, die Begriffe wie „Frauen“ enthielten, abgewertet.

[4] Microsoft lancierte den Chatbot „Tay“ auf Twitter, der durch Interaktionen mit Nutzern lernen sollte. Innerhalb kurzer Zeit begann Tay jedoch, unangemessene und offensive Inhalte zu verbreiten, da er von Nutzern mit schädlichen Aussagen gefüttert wurde.

sichergestellt werden, dass die Technologie nicht nur technisch, sondern auch moralisch vertretbar ist.

Finanzielle und infrastrukturelle Hürden

Neben den regulatorischen und ethischen Herausforderungen gibt es im Gesundheitswesen noch eine weitere Hürde, die oft übersehen wird: die finanzielle und infrastrukturelle Ausstattung!

Während in Europa der Fokus stark auf Regulierung und der Sicherstellung von Standards liegt, sind es letztlich die Ressourcen, die entscheidend darüber mitbestimmen, ob KI-Innovationen in der Medizin erfolgreich umgesetzt werden können. Investitionen in Technologie, Forschung und Infrastruktur sind unerlässlich, wenn der Einsatz von Künstlicher Intelligenz im Gesundheitswesen nicht nur eine theoretische Möglichkeit bleiben soll, sondern tatsächlich in die Praxis umgesetzt werden kann.

Haushaltsberichte der Bundesregierung werfen dabei einen interessanten Blick auf die Prioritäten in der nationalen Entwicklung. Es fällt auf, dass der Bereich Gesundheit in den geplanten Investitionen oftmals weitgehend fehlte. Die damalige Bundesregierung konzentrierte sich laut ihrem Haushalt 2024 auf drei Hauptprioritäten: Sicherheit, Zusammenhalt und Wachstum. Die Schwerpunkte lagen auf dem Ausbau der Schieneninfrastruktur, Straßen, dem öffentlichen Verkehr, der digitalen Infrastruktur und Bildung. Der Sektor Gesundheit, der nicht nur für die Lebensqualität der Bürger, sondern auch für die Zukunft der medizinischen Versorgung von entscheidender Bedeutung ist, fand jedoch wenig Beachtung in diesen Ausgaben (Deutscher Bundestag, 2023). Diese Auslassung war besonders bemerkenswert, da gerade im Bereich der medizinischen KI enorme Fortschritte und Veränderungen zu erwarten waren – Fortschritte, die maßgeblich von der finanziellen Unterstützung abhingen.

Für 2024 waren 500 Mio. € für KI-Forschung und -Innovation eingeplant, was eine Steigerung von 200 Mio. € im Vergleich zum Vorjahr darstellte. Diese Mittel sind vor allem für den Ausbau von Supercomputing-Infrastrukturen und die Förderung von KI-Forschungsteams vorgesehen. Auch 150 neue Professuren im Bereich KI sollen geschaffen werden. Doch trotz dieser Steigerung bleiben diese Investitionen im Kontext der Herausforderungen, die eine flächendeckende Umsetzung von KI im Gesundheitswesen erfordert, unzureichend.

Die Zahlen mögen auf den ersten Blick hoch erscheinen, doch sie sind im Hinblick auf die enormen Anforderungen und das Potenzial von KI im Gesundheitswesen schlichtweg unzureichend. Der Mangel an spezialisierten

Forschungsressourcen und der langsame Ausbau von Technologien, die in der Lage sind, große Datenmengen zu verarbeiten sowie die unzureichende digitale Infrastruktur in vielen Gesundheitseinrichtungen, stellen ernsthafte Hindernisse für die Umsetzung von KI-Anwendungen in der Medizin dar. Start-ups und kleinere Unternehmen, die innovative KI-Lösungen entwickeln, kämpfen oft mit unzureichender Finanzierung und können sich nicht mit den großen Tech-Giganten messen, die über fast unbegrenzte Ressourcen verfügen (Wachter et al., 2020).

Die Infrastruktur, die erforderlich ist, um KI in den Gesundheitssektor zu integrieren, ist teuer und erfordert langfristige Investitionen (Bundesverband Medizintechnologie, 2024; Medical Mountains GmbH, 2023). Von der Schulung von Fachkräften bis hin zur Implementierung von KI-Systemen in Krankenhäusern und Kliniken sind die finanziellen Anforderungen hoch, und die wirtschaftlichen Mittel müssen in größerem Umfang bereitgestellt werden. Nur wenn diese finanzielle Lücke geschlossen wird, kann KI zu einem integralen Bestandteil der medizinischen Praxis werden und ihr volles Potenzial entfalten.

Im internationalen Vergleich ist diese Herausforderung besonders deutlich. In Ländern wie China wird KI im Gesundheitswesen als strategische Schlüsseltechnologie angesehen und von der Regierung gezielt durch Investitionen und Infrastrukturprojekte gefördert (State Council of China, 2017; Zhang & Dai, 2022; Cheng & Zeng, 2022). Während in Europa und Deutschland noch über Regulierungen und ethische Standards debattiert wird, setzen andere Länder verstärkt auf rasche Umsetzung und finanzielle Anreize, um Unternehmen zur Entwicklung und Implementierung von KI-Lösungen zu bewegen. Hierzulande hingegen wirken die Investitionen, wie sie z. B. im Haushalt 2024 (Deutscher Bundestag, 2023) der Bundesregierung vorgesehen sind, oftmals stiefmütterlich, wenn man die immensen finanziellen und infrastrukturellen Anforderungen bedenkt, die notwendig sind, um KI im Gesundheitswesen tatsächlich erfolgreich umzusetzen.

Zusammenfassend lässt sich sagen, dass die finanziellen und infrastrukturellen Hürden mindestens ebenso entscheidend für den Erfolg von KI in der Medizin sind wie gesetzliche und ethische Rahmenbedingungen. Ohne die nötigen Ressourcen wird es schwer möglich sein, den technologischen Fortschritt in die Praxis umzusetzen. Es bleibt abzuwarten, ob Europa und Deutschland in den kommenden Jahren ausreichend in den medizinischen Sektor und die KI-Infrastruktur investieren werden, um mit internationalen Vorreitern Schritt zu halten und den vollen Nutzen aus Künstlicher Intelligenz im Gesundheitswesen zu ziehen.

Wege in die Zukunft: eine Balance zwischen Innovation und Sicherheit

Die Frage, wie der Einsatz von Künstlicher Intelligenz im Gesundheitswesen nachhaltig gestaltet werden kann, führt uns zu einem zentralen Punkt: die richtige Balance zwischen Innovation und Sicherheit! In einer Welt, in der technologische Entwicklungen in rasantem Tempo voranschreiten, besteht die Herausforderung darin, einen regulierenden Rahmen zu schaffen, der einerseits Innovation fördert, aber andererseits auch sicherstellt, dass diese Technologien nicht nur funktional, sondern auch ethisch und verantwortungsvoll eingesetzt werden.

Ein kluger Regulierungsansatz muss die Pragmatik der Innovation anerkennen und gleichzeitig die notwendigen Sicherheitsstandards garantieren. Um dies zu erreichen, sollten die Regulierung und ethischen Leitlinien nicht als Hindernis, sondern als Katalysator für den Fortschritt verstanden werden. Es gilt, Regeln zu formulieren, die die Verantwortung für den Einsatz von KI im Gesundheitswesen klar definieren – dabei nicht nur die Interessen der Entwicklerinnen und Entwickler sowie Nutzerinnen und Nutzer, sondern auch die der Patientinnen und Patienten und der Gesellschaft als Ganzes im Blick behalten.

Ein zukunftsorientierter Weg könnte darin bestehen, dass der Dialog zwischen Regulierungsbehörden, Technologieentwicklern und ethischen Instanzen verstärkt wird. Dies würde es ermöglichen, neue Technologien nicht nur aus der Perspektive der Technik, sondern auch aus der Sicht der gesellschaftlichen Verantwortung und Patientensicherheit zu betrachten. Regulierung sollte als ein fortlaufender, anpassungsfähiger Prozess verstanden werden, der es ermöglicht, mit dem technologischen Fortschritt Schritt zu halten, ohne dabei die Vertrauensbasis der Gesellschaft zu gefährden.

In der Praxis könnten Pilotprojekte und testweise Implementierungen als effektive Möglichkeiten dienen, um den praktischen Nutzen und die Risiken von KI-gestützten Gesundheitslösungen zu testen, bevor sie flächendeckend eingesetzt werden. Dabei sollten ethische Überlegungen, wie Transparenz und Fairness in der Entscheidungsfindung, genauso berücksichtigt werden wie die Datensicherheit. Wenn es gelingt, Innovation und Sicherheit in Einklang zu bringen, könnte der nachhaltige Einsatz von KI im Gesundheitswesen nicht nur die medizinische Versorgung revolutionieren, sondern auch als Vorbild für andere Sektoren dienen. Der Schlüssel liegt darin, dass der Fortschritt nicht um jeden Preis erzielt wird, sondern dass Verantwortung, Sicherheit und ethische Grundsätze stets integraler Bestandteil der Entwicklung und des Einsatzes neuer Technologien sind.

Fazit: die Medizin der Zukunft zwischen Fortschritt und Verantwortung

Die Integration von Künstlicher Intelligenz in das Gesundheitswesen bietet enorme Potenziale und könnte die medizinische Versorgung in einer Weise revolutionieren, die bislang kaum vorstellbar war. Doch wie in jedem Bereich, in dem Innovation und Technologie Hand in Hand gehen, erfordert der verantwortungsvolle Einsatz von KI eine sorgfältige Abwägung zwischen den Vorteilen des Fortschritts und den notwendigen Sicherheitsvorkehrungen.

Zunächst einmal wird deutlich, dass regulatorische Rahmenbedingungen eine Schlüsselrolle dabei spielen, KI-Technologien in der Medizin zu etablieren, ohne die Patientensicherheit und ethischen Standards zu gefährden. Dabei ist die Herausforderung nicht nur, mit der Geschwindigkeit der technologischen Entwicklung Schritt zu halten, sondern auch, sicherzustellen, dass diese Technologien im Einklang mit den gesellschaftlichen Werten und Verantwortlichkeiten eingesetzt werden.

Darüber hinaus zeigt sich, dass finanzielle und infrastrukturelle Ressourcen eine ebenso entscheidende Rolle spielen. Ohne die nötigen Investitionen in Forschung, Entwicklung und die Schaffung entsprechender Infrastrukturen ist der Übergang von der Theorie zur praktischen Anwendung von KI in der Medizin kaum zu realisieren. Diese Lücke in der Ressourcenallokation, wie sie auch in den letzten Haushaltsberichten erkennbar war, muss dringend geschlossen werden, um den Erfolg von KI-Innovationen nachhaltig zu sichern.

Der ethische Diskurs ist und bleibt ein zentraler Bestandteil, insbesondere bei der Bewältigung von Themen wie Transparenz, Bias und Verantwortung. Hier gilt es, Lösungen zu entwickeln, die sicherstellen, dass KI nicht nur effizient und leistungsstark ist, sondern auch gerecht, nachvollziehbar und für alle Patienten zugänglich bleibt. Ein weiterer wichtiger Punkt ist, dass der Weg in die Zukunft durch den Dialog und die Zusammenarbeit zwischen Regulierungsbehörden, Forschern und der Gesellschaft geebnet werden muss. Nur so kann sichergestellt werden, dass KI im Gesundheitswesen nicht nur als technologische Möglichkeit, sondern als gesellschaftlich verantwortungsvolle Lösung betrachtet wird.

Abschließend lässt sich sagen, dass die Medizin der Zukunft eine faszinierende Mischung aus Fortschritt und Verantwortung darstellen wird. Der Schlüssel zum Erfolg liegt darin, Innovation zu fördern, ohne die menschliche Dimension aus den Augen zu verlieren. Wenn es gelingt, sowohl technologische als auch ethische und soziale Herausforderungen erfolgreich zu meistern, könnte die Künstliche Intelligenz in der Medizin nicht nur zur Verbesserung der Behandlungsmöglichkeiten, sondern auch zur Stärkung des Vertrauens in das Gesundheitssystem und den gesellschaftlichen Zusammenhalt beitragen.

Die Zukunft des Gesundheitswesens ist nicht nur digital – sie ist intelligent!

Literatur

Bundesdatenschutzgesetz (BDSG) vom 30. Juni 2017.

Bundesverband Medizintechnologie. (2024). Zahlen und Fakten zur MDR. https://bvmed.de/themen/regulatorik-mdr/zahlen-und-fakten-zur-mdr?utm_source=chatgpt.com#5-aufwand-fur-zertifizierung. Zugegriffen am 01.07.2025.

Challen, et al. (2019). Artificial intelligence, bias and clinical safety. *BMJ Quality & Safety, 28*(3), 231–237. https://doi.org/10.1136/bmjqs-2018-008370

Cheng, J., & Zeng, J. (2022). Shaping AI's future? China in global AI governance shaping AI's future. *Journal of Contemporary China, 202232*(143). https://doi.org/10.1080/10670564.2022.2107391

Deutscher Bundestag. (2023). Haushaltsgesetz 2024 – HG 2024: Gesetz über die Feststellung des Bundeshaushaltsplans für das Haushaltsjahr 2024. *Drucksache, 20/7800.*

Esteva, A., Kuprel, B., Novoa, R., et al. (2017). Dermatologist-level classification of skin cancer with deep neural networks. *Nature, 542*, 115–118. https://doi.org/10.1038/nature21056

Europäische Kommission, Generaldirektion Forschung und Innovation und Europäische Gruppe für Ethik der Naturwissenschaften und der neuen Technologien. (2018). Erklärung zu künstlicher Intelligenz, Robotik und „autonomen" Systemen. https://data.europa.eu/doi/10.2777/611386. Zugegriffen am 01.07.2025.

European Commission. (2016). Datenschutz-Grundverordnung: Verordnung (EU) 2016/679 des Europäischen Parlaments und des Rates vom 27. April 2016 zum Schutz natürlicher Personen bei der Verarbeitung personenbezogener Daten, zum freien Datenverkehr und zur Aufhebung der Richtlinie 95/46/EG.

European Commission. (2017). Medizinprodukteverordnung: Verordnung (EU) 2017/745 des Europäischen Parlaments und des Rates vom 5. April 2017 über Medizinprodukte.

European Commission. (2022). NIS-2-Richtlinie: Richtlinie (EU) 2022/2555 des Europäischen Parlaments und des Rates vom 14. Dezember 2022 über Maßnahmen für ein hohes gemeinsames Cybersicherheitsniveau in der Union.

European Commission. (2023). Machinery and repealing Directive: Verordnung (EU) 2023/1230 of the European Parliament and of the Council of 14 June 2023 on machinery and repealing Directive.

European Commission. (2024). Artificial Intelligence Act: Verordnung (EU) 2024/1689 des Europäischen Parlaments und des Rates vom 13. Juni 2024 zur Festlegung harmonisierter Vorschriften für künstliche Intelligenz.

Gesundheitsdatennutzungsgesetz BGBl. (2024). I Nr. 102 vom 26.03.2024.

Guoarchive, E. (2025). An AI chatbot told a user how to kill himself – But the company doesn't want to "censor" it. MIT Technology Review. https://technologyreview.com/2025/02/06/1111077/nomi-ai-chatbot-told-user-to-kill-himself/. Zugegriffen am 01.07.2025.

Medical Mountains GmbH. (2023). Aktuelle Bilanz der Hersteller von Medizinprodukten zu den Auswirkungen der EU-Medizinprodukteverordnung (MDR). https://medicalmountains.de/produkt/studie-hersteller-eu-mdr. Zugegriffen am 01.07.2025.

Mennella, C., Maniscalco, U., De Pietro, G., & Esposito, M. (2024). Ethical and regulatory challenges of AI technologies in healthcare: A narrative review. *Heliyon, 10*(4), e26297. https://doi.org/10.1016/j.heliyon.2024.e26297

Muehlematter, U. J., et al. (2023). FDA-cleared artificial intelligence and machine learning-based medical devices and their 510(k) predicate networks. *Lancet, 5*(9), e618–e626.

Obermeyer, Z., et al. (2019). Dissecting racial bias in an algorithm used to manage the health of populations. *Science, 366*(6464), 447–453. https://doi.org/10.1126/science.aax2342

Schneider, I. (2021). Diskriminierungsgefahren und Regulationsansätze bei der medizinischen Nutzung von KI. *ZfmE, 67*(3), 327–350.

State Council of China. (2017). A New Generation of Artificial Intelligence Development Plan. flia.org/notice-state-council-issuing-new-generation-artificial-intelligence-development-plan. Zugegriffen am 01.07.2025.

Wachter, et al. (2020). Why fairness cannot be automated: Bridging the gap between EU Non-Discrimination Law and AI, Cornell University. https://doi.org/10.31228/osf.io/jq2b6

Wang, B., Jin, S., & Yan, Q. (2020). AI-assisted CT imaging analysis for COVID-19 screening: Building and deploying a medical AI system. *Applied Soft Computing, 98*(10223), 10689. https://doi.org/10.1016/j.asoc.2020.106897

Yan, C., Wang, L., Lin, J., et al. (2022). A fully automatic artificial intelligence – based CT image analysis system for accurate detection, diagnosis, and quantitative severity evaluation of pulmonary tuberculosis. *European Radiology, 32*, 2188–2199. https://doi.org/10.1007/s00330-021-08365-z

Yangarchive, Z. (2024). Four things you need to know about China's AI talent pool. *MIT Technology Review*. https://technologyreview.com/2024/03/27/1090182/ai-talent-global-china-us. Zugegriffen am 01.07.2025.

Zhang, B., & Dai, W. (2022). *China's AI governance framework: Balancing innovation and regulation*. AI & Society.

Computational Intelligence als in silico Verfahren in der molekularen Optimierung

3

Niels Röckendorf und Susanne Rosenthal

Einführung

Peptide werden in den letzten Jahren zunehmend in der pharmazeutischen Forschung und Entwicklung als Peptid-Kandidaten berücksichtigt. Peptide bestehen aus kurzen Ketten von Aminosäuren und entfalten ihre spezifische Wirkung durch Interaktion mit biologischen Zielstrukturen, wie Rezeptoren, Enzymen oder Transportproteinen. Die pharmakologische Aktivität von Peptiden basiert z. B. auf ihrer Fähigkeit, als Agonisten oder Antagonisten an bestimmten Rezeptoren anzudocken und so als Hormonanaloga, Enzyminhibitoren oder Antikörpermimetika zu fungieren. Ihre hohe Spezifität gegenüber den Zielstrukturen ermöglicht es, Nebenwirkungen zu minimieren und gezielte Therapien zu entwickeln. Ein bekanntes Beispiel ist **Emicizumab**, ein Antikörpermimetikum zur Behandlung von Hämophilie A. Es imitiert die Funktion eines fehlenden Blutgerinnungsfaktors und bindet dabei gezielt an seine Zielstrukturen, wodurch Blutungen wirksam verhindert und gleichzeitig weniger Nebenwirkungen verursacht werden als bei alternativen Therapien (Shima et al., 2016). Ein zentrales Problem peptidischer Wirkstoffe ist ihre mangelnde proteolytische[1] Stabilität. Peptide sind aufgrund ihrer Struktur anfällig für den Abbau durch körpereigene Proteasen, was ihre Halbwertszeit im Blut stark verkürzen kann. In der Praxis bedeutet dies, dass ein Medikament öfters verabreicht werden muss. Um die therapeutische Wirksamkeit zu erhöhen, wurden daher verschiedene Strategien entwickelt, wie etwa die Modifikation der Peptid-

[1] Proteolytisch bezeichnet die Spaltung von Peptiden in kleinere Bausteine bzw. Aminosäuren.

S. Rosenthal et al., *KI in der medizinischen Forschung*, essentials,
https://doi.org/10.1007/978-3-662-73616-6_3

sequenz oder die Verwendung von stabileren Peptidanaloga. Durch den Einsatz chemischer Modifikationen, wie z. B. der Einführung von nicht-natürlichen Aminosäuren, kann die Stabilität der Peptide signifikant verbessert werden. Ihr modularer Aufbau prädestiniert Peptide als molekulare Optimierungskandidaten. Durch gezielte Veränderungen der Aminosäuresequenz der Peptide durch Algorithmen lassen sich neue Peptidsequenzen generieren, die vorteilhafte pharmakologische Eigenschaften aufweisen und zudem weniger anfällig gegen proteolytische Degradation sind. Die Algorithmen dienen dabei als computergestützte Simulationen, die neue Peptidsequenzen generieren und die pharmakologischen Eigenschaften vorhersagen. Zum Abgleich der vorhergesagten Werte werden diese im Labor synthetisiert und ausgewertet.

Die zu optimierenden Eigenschaften der Peptid-Kandidaten bestehen in den meisten Fällen aus mehreren, oftmals einander entgegenstehenden Zielgrößen. Potenziell ergibt sich für dieses Optimierungsproblem exemplarisch bei 20-mer Peptidsequenzen[2] mit 20 kanonischen[3] Aminosäuren ein Suchraum von 10^{26} Molekülen, da üblicherweise mehr als drei Eigenschaften untersucht werden müssen. Die laborielle Analyse der Eigenschaften der Sequenzen ist sehr zeit- und kostenintensiv. Computergestützte Simulationsverfahren haben sich als *in silico* Verfahren[4] zur Vorhersage dieser Eigenschaften etabliert. Dazu gehören insbesondere Verfahren der Computational Intelligence, wie Evolutionäre Algorithmen (Nicolotti et al., 2011).

Der Artikel gibt einen Überblick über die Konzeption eines anwendungsspezifischen kombinierten *in silico* und *in vitro* Verfahrens[5] zur simultanen Optimierung diverser Peptideigenschaften. Als in silico Verfahren dient dabei ein Evolutionärer Algorithmus (EA), der unter diversen problemspezifischen Aspekten, wie einer ausgewogenen explorativen (globalen) und exploitativen (lokalen) Suche in der mehrdimensionalen molekularen Landschaft und genetischen Diversität der optimierten Peptidsequenzen, hinsichtlich seiner Komponenten entwickelt wurde. Eine besondere Eigenschaft dieses kombinierten Verfahrens ist die exponentielle Konvergenz des EA in weniger als 10 Generationen des EA. Diese Eigenschaft ist zwingend erforderlich, da die Bestimmung der Fitnesswerte (Messgrößen der Eigenschaften) in einer jeden Generation in Teilen durch *in vitro* Verfahren erfolgt.

[2] 20mer Peptidsequenzen sind Aminosäureketten der Länge 20.

[3] Bei kanonischen Aminosäuren handelt es sich um die 20 natürlich vorkommenden Aminosäuren.

[4] Bei in silico Verfahren handelt es sich um biologische Prozesse, die im Computer ablaufen.

[5] Bei in vitro Verfahren handelt es sich um biologische Prozesse, die am Labor ablaufen.

Nachfolgend werden zuerst die Herausforderungen der in vitro Testung der Kandidaten in der molekularen Optimierung zur Identifikation und Entwicklung von diagnostischen und therapeutischen Peptiden beschrieben. Im Anschluss wird ein kombiniertes *in silico* und *in vitro* Verfahren vorgestellt und insbesondere die kontinuierliche, problemspezifische Weiterentwicklung des singulären EA (Optimierung hinsichtlich einer Eigenschaft) hin zum mehrkriteriellen EA (Optimierung hinsichtlich mehrerer Eigenschaften gleichzeitig) skizziert.

Herausforderungen der molekularen Optimierung

Für computergestützte molekulare Optimierungsprozesse werden den Peptidsequenzen, die in die Optimierung einfließen sollen, Fitnesswerte zugeordnet. Diese Kennzahlen beschreiben quantitativ die Eignung der Peptide für den gewünschten Einsatzzweck. Es gibt verschiedene Testsysteme, um die biologischen Eigenschaften von z. B. peptidbasierten Wirkstoffen oder Diagnostika zu untersuchen und so Fitnesswerte der Kandidat-Sequenzen für die Verarbeitung in Optimierungsalgorithmen zu generieren. Diese biologischen Testsysteme basieren im Allgemeinen auf Modellsystemen, da die Testung von Substanzen mit unbekannter Wirkung im menschlichen Organismus enger gesetzlicher Regulierung unterliegt. Entsprechende Modellsysteme können grob in biochemische Tests, zellbasierte Testsysteme und Tiermodelle unterteilt werden.

Biochemische Testsysteme werden in der Praxis z. B. in Mikrotiterplatten oder an Peptid-Arrays auf Membran- oder Glasoberflächen durchgeführt und erlauben einen hohen Probendurchsatz. Ein weit verbreitetes biochemisches Verfahren zur Bestimmung von biomolekularen Interaktionen oder zur Quantifizierung von Biomarkern ist z. B. der ELISA (Enzyme-Linked Immunosorbent Assay). Dieser Test basiert auf einem Enzym, das in einer Immunreaktion genutzt wird, um ein Signal zu erzeugen, das gemessen werden kann. Mit Hilfe dieses Systems können die Interaktionen von tausenden verschiedener Peptidsequenzen mit biologischen Zielstrukturen untersucht und in Form von Fitnesswerten quantifiziert werden. Dabei wird allerdings ausschließlich die Interaktion mit dem gewählten Zielmolekül untersucht, mögliche Interaktionen des Peptids mit dem zellulären Kontext des Zielmoleküls oder dem Organismus, in dem sich das Zielmolekül befindet, werden ignoriert. Auf diese Weise generierte Fitnesswerte beschreiben daher immer nur einen Teil des relevanten Eigenschaftsspektrums des Peptid-Kandidaten.

Zellbasierte Modellsysteme spielen in der biomedizinischen Forschung eine Schlüsselrolle, denn hier können z. B. toxische Effekte der zu testenden Peptid-Kandidaten berücksichtigt werden, was in biochemischen Testsystemen

i. d. R. nicht möglich ist. Zellbasierte Testsysteme ermöglichen es, hunderte von Peptid-Kandidaten zu testen und grundlegende biologische Prozesse, Krankheitsmechanismen sowie die Wirkung potenzieller Diagnostika oder Therapeutika unter kontrollierten Bedingungen zu untersuchen. Der Probendurchsatz dieser Systeme ist damit viel geringer als der von biochemischen Testsystemen. Zellbasierte Modellsysteme haben im Laufe der Jahre in der Forschung zu einer Vielzahl von Durchbrüchen geführt, von der Entdeckung neuer Medikamente bis hin zum besseren Verständnis der Mechanismen komplexer Erkrankungen. Doch wie jede Forschungsmethodik haben zellbasierte Modellsysteme sowohl Stärken als auch Schwächen.

Wichtige Vorteile zellbasierter Modellsysteme sind vor allem die kontrollierbare Umgebung und Reproduzierbarkeit in der Substanztestung. Zellkulturen bieten eine durch die Forschenden definierbare Umgebung, die es ermöglicht, spezifische Bedingungen, wie z. B. Temperatur, pH-Wert und Nährstoffversorgung, zu steuern. Die Standardisierung der Verfahren führt zu einer hohen Reproduzierbarkeit von Experimenten, was für die wissenschaftliche Validierung von Ergebnissen entscheidend ist. Zellen können aus verschiedenen Zelllinien und -typen isoliert und genau untersucht werden, wodurch Variationen in biologischen Prozessen systematisch analysiert werden können.

Zellkultur-Systeme sind zudem im Vergleich zu Tiermodellen deutlich kostengünstiger und zeitsparender, da der Einsatz von Zelllinien ohne teure und zeitintensive Haltung von Tieren auskommt. Die Zellen können schnell in großen Mengen vermehrt werden, was die Durchführung von Experimenten beschleunigt. Auch die Herstellung von Zellkulturmaterialien und Reagenzien ist relativ preiswert, was eine breite Nutzung der Methodik in verschiedenen Forschungsfeldern ermöglicht. Zellbasierte Modelle erlauben, biologische Mechanismen auf zellulärer Ebene zu erforschen, wie etwa Signaltransduktionswege, Genexpression, aber auch zelluläre Reaktionen auf Wirkstoffe oder Diagnostika.

Die Verwendung von zellbasierten Modellsystemen verringert zudem den Bedarf an Tierversuchen, was nicht nur den ethischen Bedenken hinsichtlich der Tierhaltung gerecht wird, sondern auch den strengen gesetzlichen Vorschriften zum Tierschutz Rechnung trägt. In vielen Fällen können zelluläre Modelle als Alternative oder Ergänzung zu Tierversuchen eingesetzt werden, was zu einer höheren Akzeptanz in der wissenschaftlichen Gemeinschaft und der breiten Öffentlichkeit führt.

Die Verwendung von Zellkulturen als biologisches Testsystem bringt aber auch Limitierungen mit sich, denn obwohl zellbasierte Modelle viele wichtige biologische Prozesse widerspiegeln, sind sie immer noch vereinfachte Modelle der Realität. Sie können die komplexen Wechselwirkungen zwischen verschiedenen Zelltypen in einem lebenden Organismus nicht vollständig abbilden. Dies führt zu einer eingeschränkten Relevanz der Ergebnisse in Bezug auf die physiologischen Bedingungen, unter denen die Zellen im Körper agieren. Insbesondere komplexe Gewebeinteraktionen, wie sie bei mehrdimensionalen Organen oder z. B. dem Immunsystem auftreten, können in herkömmlichen Zellkulturen nicht realistisch nachgebaut werden. Diese Parameter werden bei der Testung von Peptid-Kandidaten in zellbasierten Testsystemen daher auch nicht berücksichtigt und fließen nicht in die Fitnessbewertung ein.

In Zellkulturen wird außerdem zumeist eine homogene Zellpopulation verwendet, die nicht die natürliche Heterogenität widerspiegelt, die in Geweben existiert. Der Verlust dieser Heterogenität kann die Übertragbarkeit der Ergebnisse auf komplexe biologische Systeme und auf den menschlichen Körper einschränken. Viele Zelllinien können sich außerdem im Laufe der Zeit verändern, wodurch die ursprünglichen Eigenschaften der Zellen verloren gehen und die Ergebnisse weniger zuverlässig werden.

In einem intakten Organismus arbeiten Zellen darüber hinaus nicht isoliert, sondern sind in komplexe Netzwerke und Organsysteme integriert. Zellkulturen sind meist auf einzelne Zelltypen beschränkt und bieten daher keine vollständige Darstellung der zellulären Interaktionen, die in einem Organismus stattfinden. Dies ist besonders problematisch, wenn es darum geht, das Verhalten von Zellen in einem mehrdimensionalen Kontext wie z. B. in Tumoren oder bei entzündlichen Prozessen zu verstehen.

Zellbasierte Modelle haben außerdem oft Schwierigkeiten, die klinische Realität genau abzubilden. Ein peptidbasierter Wirkstoff, der in Zellkulturen erfolgreich ist, kann in klinischen Studien am Menschen versagen, weil die Modellbedingungen nicht die Komplexität eines vollständigen Organismus widerspiegeln. Diese Diskrepanz erklärt die hohe Rate an Fehlschlägen in der Arzneimittelentwicklung und unterstreicht die Notwendigkeit, zusätzliche Modellsysteme wie Tiermodelle oder humanisierte Organoide zu verwenden.

Zellbasierte Modellsysteme sind trotz dieser Limitierungen unverzichtbare Werkzeuge in der biomedizinischen Forschung, da sie viele Vorteile bieten, wie etwa die Kontrolle von experimentellen Bedingungen, Kosten- und Zeitersparnis sowie die Möglichkeit, gezielte biologische Fragestellungen zu untersuchen. Dennoch müssen ihre Einschränkungen, insbesondere im Hinblick auf die Komplexität biologischer Systeme und die Übertragbarkeit auf den menschlichen Organismus berücksichtigt werden. Um diese Lücken zu schließen, ist es daher wichtig, bei der Testung von Peptid-Kandidaten die Zellkulturen mit anderen Modellansätzen, wie Tiermodellen oder Organs-on-a-Chip-Systemen, zu kombinieren, um ein umfassenderes Verständnis der zugrunde liegenden biologischen Prozesse und deren Relevanz für die klinische Anwendung zu erlangen.

Die Testung von einigen wenigen Peptid-Kandidaten mit besonders vielversprechenden Eigenschaften kann daher z. B. in Tiermodellen erfolgen, was den hohen Kosten und Zeitaufwand reduziert, im Vergleich zu den zellbasierten Modellen aber den Probendurchsatz noch einmal ganz erheblich einschränkt. In Tiermodellen, auch als in vivo Modelle bezeichnet, werden Tiere wie z. B. Mäuse oder Ratten verwendet, um die Wirkung von peptidischen Wirkstoff-Kandidaten unter physiologischen Bedingungen zu untersuchen. Hierbei kann die Wirksamkeit, Toxizität und Pharmakokinetik der potenziellen Wirkstoffe getestet werden und in die Berechnung der Fitnesswerte mit einfließen. Die verschiedenen biologischen Testsysteme, die zur Fitnessbewertung von Peptiden herangezogen werden können, bieten damit jeweils unterschiedliche Einblicke in die biologischen Eigenschaften der Kandidaten, von der molekularen Ebene bis hin zum gesamten Organismus.

Für die molekulare Optimierung ist der Probendurchsatz der biologischen Testsysteme ein kritischer Parameter, denn die Testsysteme mit hohem Probendurchsatz lassen immer nur Rückschlüsse auf einen kleinen Teil des relevanten Eigenschaftsspektrums der Peptid-Kandidaten zu. Die Testsysteme mit besonders hohem in vivo Realitätsbezug für therapeutische Substanzen haben dagegen einen viel geringeren Probendurchsatz, liefern dem molekularen Optimierungsalgorithmus also nur Daten zu einer begrenzten Anzahl von Testkandidaten (Abb. 3.1).

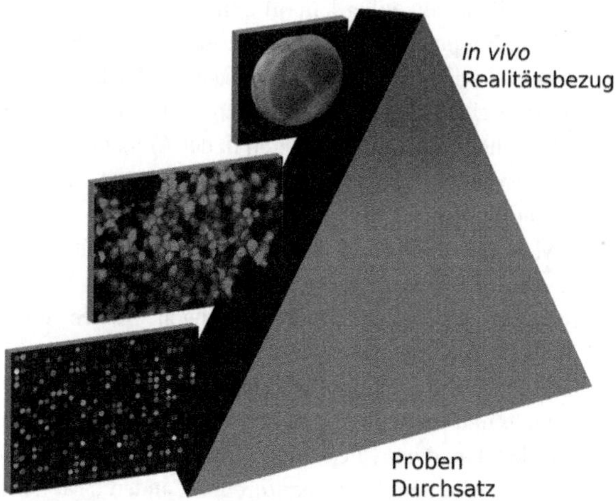

Abb. 3.1 In vitro-in vivo Kluft: die Basis des Dreiecks illustriert eine hohe Anzahl möglicher Testkandidaten bei biochemischen Testsystemen, die Spitze des Dreiecks symbolisiert hohen Realitätsbezug bei Tiermodellen

In der biomedizinischen Forschung und der Entwicklung therapeutischer Substanzen spielt der Probendurchsatz eine entscheidende Rolle bei der Identifikation potenzieller Medikamente und Wirkstoffe. Der Zusammenhang zwischen hohem Probendurchsatz und dem in vivo Realitätsbezug, also der Übereinstimmung von Testsystemen mit den tatsächlichen biologischen Bedingungen im lebenden Organismus, ist komplex und beeinflusst die Effektivität und Übertragbarkeit von Testergebnissen auf die klinische Praxis. Dabei müssen sowohl die Vorteile als auch die Einschränkungen des hohen Probendurchsatzes in Bezug auf den in vivo Realitätsbezug berücksichtigt werden.

Bei hohem Probendurchsatz hat das verwendete Testsystem die Fähigkeit, eine große Anzahl von Substanzen schnell und effizient auf einige seiner biologischen Eigenschaften hin zu testen. Dies kann z. B. in mikrofluidischen Systemen, an Peptid-Arrays oder in automatisierten Labors erfolgen, die eine hohe Anzahl an Tests gleichzeitig ermöglichen. Die Hauptvorteile eines hohen Probendurchsatzes in der präklinischen Forschung sind eine beschleunigte Identifikation von vielversprechenden Peptid-Kandidaten für die molekulare Optimierung. Besonders in frühen Phasen des molekularen Optimierungsprozesses ist die Verfügbarkeit von Daten vieler verschiedener potenzieller Peptid-Kandidaten ein unverzichtbarer Vorteil. Durch die Möglichkeit, eine Vielzahl von Verbindungen gleichzeitig zu testen, können zudem Forschungsressourcen effizienter genutzt werden, was zu einer Kostenersparnis führt. Im Vergleich zu klassischen, manuellen Methoden zur Wirkstofffindung, bei denen jede Substanz einzeln getestet wird, bieten Hochdurchsatz-Verfahren einen wesentlich kostengünstigeren Ansatz. Der hohe Probendurchsatz liefert eine Fülle von Daten über viele verschiedene Peptidsequenzen, dies ermöglicht die systematische Suche nach vielversprechenden Kandidaten in dem durch die Testpetide definierten Sequenzraum. Dies schafft eine solide Basis für die Entdeckung neuer Zielstrukturen oder Mechanismen der therapeutischen Wirkung von Peptiden.

Der in vivo Realitätsbezug biologischer Testsysteme korreliert leider in vielen Fällen invers mit dem Probendurchsatz. Dies bedeutet: Je näher biologische Tests an in vivo Prozessen angelehnt sind, desto weniger Proben lassen sich in kurzer Zeit untersuchen. Dieser Bezug beschreibt, wie gut die Bedingungen eines Testsystems die tatsächlichen biologischen und physiologischen Prozesse im lebenden Organismus widerspiegeln. Ein ideales Testsystem, das in vivo realitätsnah ist, sollte die Wechselwirkungen zwischen verschiedenen Zelltypen, Geweben und Organsystemen genau nachbilden. In der Wirkstoffentwicklung ist dieser Realitätsbezug entscheidend, um die therapeutische Wirksamkeit und Sicherheit einer Substanz zu evaluieren.

Obwohl biologische Testsysteme mit hohem Probendurchsatz in Bezug auf Effizienz und Datenmenge äußerst vorteilhaft für molekulare Optimierungsansätze sind, gibt es Herausforderungen im Hinblick auf den in vivo Realitätsbezug dieser Tests. Diese Herausforderungen ergeben sich aus den oben beschriebenen Faktoren, insbesondere aber aufgrund der Tatsache, dass fast alle Hochdurchsatz-Testsysteme in biochemischen- oder zellbasierten Modellsystemen durchgeführt werden müssen, die nur bestimmte Moleküle oder Zelltypen berücksichtigen. Daher können die Ergebnisse aus Testsystemen mit hohem Durchsatz in vielen Fällen nur bedingt auf den tatsächlichen biologischen Kontext im menschlichen Körper übertragen werden. Die Wirkungen von therapeutischen Substanzen in einem lebenden Organismus, wie etwa die Pharmakokinetik (Aufnahme, Verteilung, Metabolisierung und Ausscheidung) und die Nebenwirkungen, sind in Tests mit hohem Probendurchsatz nur schwer vorherzusagen. Es gibt daher eine in vitro-in vivo Kluft, die die Übertragbarkeit der Ergebnisse aus Modellsystemen auf die klinische Situation erschwert (Abb. 3.1). Ein peptidbasierter Wirkstoffkandidat, der in einem zellbasierten Modellsystem eine hohe Wirksamkeit zeigt, kann in vivo z. B. aufgrund metabolischer Instabilität weniger effektiv sein oder unerwünschte Nebenwirkungen zeigen. Dies liegt daran, dass zellbasierte Tests nicht in der Lage sind, die komplexen physiologischen Bedingungen, wie z. B. die Immunantwort, die Organfunktionen oder die Interaktionen zwischen verschiedenen biologischen Systemen, zu berücksichtigen.

Um die Kluft zwischen hohem Probendurchsatz und in vivo Realitätsbezug zu überbrücken, werden verschiedene Ansätze verfolgt. Fortschritte in der Zellkulturtechnologie haben zur Entwicklung von 3D-Zellkulturen und Organoid-Kulturen geführt, die komplexere Modelle darstellen und eine realistischere Repräsentation menschlicher Gewebe bieten. Diese Modelle können als Brücke zwischen den vereinfachten 2D-Modellen und den komplexeren in vivo Systemen und Tiermodellen dienen, indem sie die Wechselwirkungen zwischen verschiedenen Zelltypen und das Verhalten in einer organähnlichen Struktur besser simulieren. Die Organ-on-a-Chip-Technologien ermöglichen die Schaffung miniaturisierter Modelle von menschlichen Organen, die mehrere Zelltypen und Gewebe integrieren. Diese Chips können die physiologischen Bedingungen und die Interaktionen zwischen Organen und Systemen realitätsnah nachahmen und bieten eine bessere Vorhersagekraft für die klinische Wirksamkeit von Substanzen als herkömmliche 2D-Zellkulturen. Der kombinierte Einsatz von Modellsystemen mit hohem Probendurchsatz und in vivo nahen Systemen wie 3D-Kulturen, Organoiden oder Tiermodellen kann die Effizienz bei der Testung der biologischen Eigenschaften von Peptid-Kandidaten in molekularen Optimierungsprozessen verbessern. Diese hybriden Ansätze bieten ein höheres Maß an biologischer Relevanz, während sie hohe Geschwindigkeit und Probendurchsatz beibehalten.

Der hohe Probendurchsatz biologischer Tests für therapeutische Substanzen bietet erhebliche Vorteile hinsichtlich Effizienz, Kosten und Geschwindigkeit in der frühen Wirkstoffentwicklung durch molekulare Optimierung. Allerdings ist der in vivo Realitätsbezug in diesen Tests oft eingeschränkt, da die Testsysteme nicht die komplexen biologischen Interaktionen eines lebenden Organismus nachbilden können. Durch die Kombination von biochemischen oder zellbasierten Testsystemen mit fortschrittlicheren Modelltechnologien, wie 3D-Zellkulturen, Organoiden und Organs-on-a-Chip-Systemen, können die Ergebnisse dieser Tests jedoch zunehmend relevanter für die klinische Praxis werden. So kann die Kluft zwischen in vitro und in vivo Verhalten der für molekulare Optimierungsprozesse getesteten Peptid-Kandidaten verringert werden.

EA-basiertes kombiniertes in silico und in vitro Verfahren

Für die Entwicklung der Target Moleküle kommen evolutionäre Strategien als in silico Methode zum Einsatz, um Moleküle mit verbesserten physiochemischen Eigenschaften zu identifizieren. Die Standardkomponenten des evolutionären Prozesses umfassen Mutations- und Rekombinationskomponenten zur Generierung neuer Molekül-Kandidaten. Die Besonderheit des kombinierten in silico und in vitro Prozesses ist die Bestimmung der Fitnesswerte bzw. physiochemischen Eigenschaften in einem in vitro Prozess. Die Fitnesswerte werden im Anschluss an den evolutionären Prozess übergeben. Ein Selektionsverfahren bestimmt dann die optimierten Moleküle für die nächste Generation. Üblicherweise werden maximal 5 bis 10 Generationen dieses Zyklus durchlaufen (Abb. 3.2).

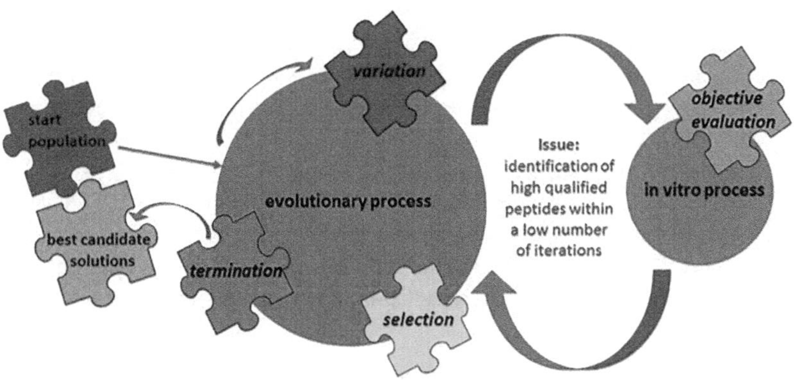

Abb. 3.2 Kombiniertes in silico und in vitro Verfahren zur Optimierung von Targets

Eine besondere Eigenschaft des singulären[6] evolutionären Prozesses ist die exponentielle Fitnessoptimierung innerhalb der ersten 10 Generationen mit einer linearen Fitnessverbesserung über die 10 Generationen hinaus (Röckendorf et al., 2012). Diese Eigenschaft, auch als frühe Konvergenz bezeichnet, liegt in der Weiterentwicklung dieses evolutionären Prozesses vom singulären zum mehrkriteriellen[7] Verfahren insbesondere im Fokus. In der Konzeption dieses mehrkriteriellen Prozesses wurden Designbetrachtungen hinsichtlich der Komponenten Mutation, Rekombination und Selektion vorgenommen, die generische Grundprinzipien der Verfahrenstheorien, evolutionäre Strategien und genetische Algorithmen berücksichtigen sowie gleichzeitig auch die Herausforderungen der molekularen Optimierung. Der nachfolgende Abschnitt gibt einen Überblick über verschiedene Mutations-, Rekombinations- und Selektionsverfahren, ihre methodischen Hintergründe und ihren Einfluss auf die Performance des evolutionären Prozesses. Eine ausführliche Betrachtung dieser Designbetrachtungen ist der Dissertation von Rosenthal (2016) zu entnehmen.

Design-Aspekte des EA

Das kombinierte singuläre in silico und in vitro Verfahren besteht aus einem dreiteiligen Zyklus: die Strategie des inneren Zyklus ist angelehnt an einen Genetischen Algorithmus (GA). Anhand der Fitnesswerte von Leitpeptiden bzw. Peptiden der ersten GA-Generation, wird aus diesen Peptiden ein Pool an Eltern-Peptiden ausgewählt, die bestmögliche Fitnesswerte aufweisen. Verwendet wird dazu eine Glücksradselektion, basierend auf den Fitnesswerten. Dabei erhält jedes Peptid eine Fläche auf dem Glücksrad gemäß seines Fitnesswertes im Verhältnis zu den Fitnesswerten der übrigen Peptide. Je besser der Fitnesswert, desto größer die Fläche. Damit haben fittere Peptide eine größere Chance ausgewählt zu werden. In einem zweiten Zyklus, der angelehnt ist an Evolutionäre Strategien (ES), werden mittels Mutation und Rekombination aus den Eltern-Peptiden eine neue Generation an Peptiden erzeugt. Diese beiden Zyklen sind in silico basiert. Im dritten, in vitro basierten Zyklus wird die neue Generation an Peptiden in einem oder mehreren biologischen Testsystemen analysiert. Peptide, die ihren Weg in einen neuen Ablauf des dreiteiligen Zyklus finden, werden manuell ausgewählt.

Die besondere Herausforderung in der molekularen Optimierung liegt in der simultanen Optimierung der oftmals zueinander entgegengerichteten physiochemischen Eigenschaften. Dazu sind die GA- und ES-Komponenten des dreiteiligen Zyklus für die mehrkriterielle Optimierung anzupassen, unter der Voraus-

[6] Optimierung der Targets hinsichtlich eines Fitnesswertes.

[7] Optimierung der Targets hinsichtlich mehr als zwei Fitnesswerten.

setzung einer frühen Konvergenz innerhalb von 10 Generationen. Die Herausforderungen liegen dabei in der Wahl geeigneter Selektionsstrategien, da pro Peptid mehr als ein Fitnesswert vorliegt. Bei der Entwicklung einer geeigneten Selektionsstrategie werden Konzepte der Evolutionären Algorithmen wie Elitismus-Strategie, zufalls-basierte Auswahl, fitness-proportionale und indikatorbasierte Selektion sowie eine Mischform dieser Konzepte eingesetzt.

Die Selektionsstrategien werden im Folgenden mit ihren Zielsetzungen vorgestellt. Folgende Definition ist für das weitere Verständnis zentral:

Definition: Pareto-optimale Lösung und Pareto FrontGegeben sei ein Optimierungsproblem bestehend aus den objektiven Funktionen

$$f = (f_1, f_2, \ldots, f_n) : \Omega \to R^n.$$

Ein Punkt $p \in \Omega$ des Lösungsraums Ω ist definiert als *Pareto-optimale* Lösung, wenn keine weitere Lösung $p^* \in \Omega$ existiert, für die gilt $f(p) \preccurlyeq f(p^*)$ und $f_i(p) \prec f_i(p^*)$ für zumindest ein i.Die *Pareto Front* ist die Menge an allen Pareto-optimalen Lösungen. Pareto-optimale Lösungen sind *nicht-dominierend*, dies bedeutet, dass keine weitere Lösung gibt, die die Pareto-optimalen Lösungen in einer objektiven Funktion dominiert.

Die Menge an dominierenden Lösungen lässt sich gemäß des Pareto-Prinzips iterativ vollständig in Fronten einteilen.

Aggregations-basierte Selektion

Die Selektionsstrategie ist eine Kombination aus Elitismus[8]- und fitness-proportionaler Selektion. Mit einer Wahrscheinlichkeit p_0 werden Kandidatenpeptide (auch Individuen genannt) für die nachfolgende Generation aus der Pareto-optimalen Front ausgewählt, mit der Gegenwahrscheinlichkeit werden die Individuen mittels Fronten-basiertem Stochastic Universal Sampling ausgewählt. Dabei werden gleichverteilt Individuen aus den sortierten Fronten nach dem Zufallsprinzip ausgewählt. Es gilt $p_0 \ll 1 - p_0$. Der Vorteil des Verfahrens liegt in der Erhaltung von bereits identifizierten optimierten Peptidsequenzen über die Generationen bei gleichzeitigem Erhalt der Diversität der Lösungen durch die fitness-proportionale Selektion. Dies kann in späteren Generationen durch Variationsmethoden zu optimalen Peptiden führen. Die Selektionsmethode ist insbesondere geeignet für den Einsatz von bis zu dreidimensionalen Optimierungsproblemen. Bei höhergradigen Problemen führt das Pareto-Prinzip zu einer deutlich geringeren

[8] Der Elitismus stellt sicher, dass die besten identifizierten Individuen in die nächste Generation übernommen werden.

Frontanzahl mit entsprechend mehr Individuen in wenigen verbleibenden Fronten. Dies führt verallgemeinert zu einer Indifferenziertheit zwischen den Lösungen und der Selektionsdruck reduziert sich entsprechend (Rosenthal & Borschbach, 2013b).

Indikator-basierte Selektion

Für den Einsatz bei mehrkriteriellen molekularen Optimierungsproblemen mit mehr als drei objektiven Funktionen eignen sich generell zwei weitere Selektionsmethoden: die Indikator-basierte Selektion und die Winning-Score Ranking Methode. Die Indikator-basierte Selektion aggregiert die Fitnesswerte eines Peptides als Maßzahl. Individuen für die nachfolgende Generation werden anhand ihrer als Maßzahl aggregierten Fitnesswerte ausgewählt. Angewandt wird diese Selektion mit der Turnierauswahl. Dabei wird eine Teilmenge an Individuen aus der aktuellen Population zufällig ausgewählt. Das Individuum mit dem optimalen Fitnesswert wird in die nächste Generation aufgenommen. Vorteile des Verfahrens liegen wie bei der Aggregations-basierten Selektion in der Kombination aus Elitismus und Diversität. Nachteile des Verfahrens ergeben sich ggf. aus den mathematischen Eigenschaften des verwendeten Indikators (Rosenthal et al., 2015; Rosenthal & Borschbach, 2016).

Winning Score Ranking

Diese Selektionsstrategie basiert auf Rankingwerten der Individuen, die sich jeweils aus dem Vergleich eines Individuums mit allen weiteren Individuen der Population ergeben (Abb. 3.3). Der Rankingwert berücksichtigt dabei jedoch nicht die konkreten Fitnesswerte, sondern berücksichtigt die Dominanz bzw. Nicht-Dominanz der einzelnen objektiven Funktionswerte. Konkret wird ein Individuum mit jedem weiteren der Population verglichen und dabei ein Winning-Score-Wert berechnet. Dieser ergibt sich aus der Anzahl an dominierenden Fitnesswerten minus der Anzahl an dominierten Werten eines Individuums verglichen mit einem anderen. Der finale Score ist dann die Summe über alle Winning-Score-Werte. Die

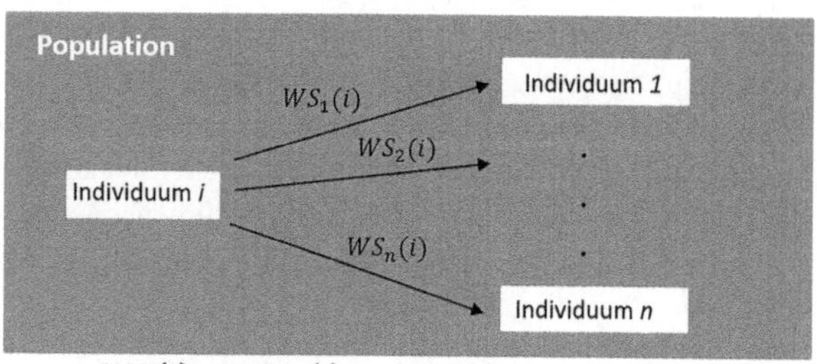

$$WS(i) = WS_1(i) + WS_2(i) + \ldots + WS_{n(i)}$$

Abb. 3.3 Schematische Darstellung zur Berechnung des Winning Score Wertes eines Individuums i

Methode ist üblicherweise in der Anwendung kombiniert mit einer Turnierselektion bzw. Truncation-Selektion, bei der die ersten besten Individuen gemäß dem Ranking ausgewählt werden. Entsprechend sind die Prinzipien des Elitismus und ggf. der Diversität wiederum vorhanden. Es konnte gezeigt werden, dass diese Methode erfolgsversprechender in der Identifikation von optimierten Peptiden ist, verglichen mit der Indikator-basierten Selektion (Rosenthal & Borschbach, 2019).

Mutations- und Rekombinationsmethoden

Die Aufgabe der Variationskomponenten liegt in der Generierung neuer Individuen innerhalb eines Zyklus des GA. Bei der Rekombination werden mindestens zwei sogenannte Eltern-Peptide aus der aktuellen Generation ausgewählt und die Aminosäuresequenzen an ihren vorbestimmten Bruchstellen zur Erzeugung von Kind-Peptiden neu kombiniert. In einem weiteren Schritt werden die beiden Kind-Peptide einer Mutation unterzogen, bei der ausgewählte Aminosäuren der Sequenzen zufällig durch eine der 20 kanonischen Aminosäuren ersetzt werden. Die Variationskomponenten arbeiten auf der Primärstruktur der Aminosäure. Ihnen kommt im GA eine zentrale Rolle zu, denn sie steuern die Balance aus explorativer und exploitativer Suche im Suchraum des Optimierungsproblems. Es hat sich als besonders effektiv erwiesen, in frühen Iterationen des GA eine explorative Suche zu fördern, d. h. ein breites Absuchen des gesamten Suchraums nach lokalen optimalen Lösungen, und in den späten Iterationen eine exploitative Suche, d. h. ein lokales Absuchen nach globalen Optima in direkter Umgebung der lokalen optimalen Lösungen.

Dynamische-deterministische Variationsmethoden werden dieser Forderung gerecht, indem in den ersten Iterationen eine höhere Anzahl an Mutationen bzw. Rekombinationsstellen angewandt werden. Mit jeder Iteration reduziert sich die Anzahl an Mutations- und Rekombinationsstellen. Als besonders geeignet zeigte sich die lineare Reduktion der Mutations- und Rekombinationsstellen über die Anzahl der Iterationen bis zu einer Mutation und Rekombinationsstelle in der letzten Generation (Rosenthal & Borschbach, 2013a).

Genetische Diversität vs. Fitness-basierte Diversität

Klassische mehrkriterielle Optimierungsprobleme werden hinsichtlich ihrer Effizienz in den Aspekten „Konvergenz der fitness-basierten Lösungen zur Pareto Front“ und „Diversität bzw. Verteilung der identifizierten optimalen Lösungen über die Pareto Front“. Im Kontext der molekularen Optimierung erwies sich die Fokussierung auf die fitness-basierte Diversität als suboptimal. Begründet liegt dies in der Zielsetzung bei der Identifikation von optimierten Peptiden: Für den Optimierungsprozess besonders geeignet sind Peptidsequenzen, die sich in ihrer genetischen

Struktur klar voneinander unterscheiden, aber in den funktionalen und physikochemischen Eigenschaften gleich verhalten. Peptide mit großen Sequenzhomologien und damit geringer genetischer Diversität schränken den Suchraum ein, der für die Identifikation verbesserter Kandidaten zur Verfügung steht. Die Erhaltung einer genetischen Diversität während der Optimierung verhindert eine vorzeitige Terminierung des Optimierungsprozesses durch Effekte, die man vereinfachend als „Inzucht-Problematik" bezeichnen könnte.

Bei der Fokussierung auf eine fitness-basierte Diversität konnte beobachtet werden, dass die identifizierten optimalen Lösungen in den späten Iterationen sehr ähnlich in der genetischen Struktur sind. Um diesem Effekt entgegenzuwirken, werden zukünftig Mechanismen in allen Komponenten des GA integriert, die die genetische Diversität auf Primärstrukturebene fördern. Das Paper von Rosenthal (2020) diskutiert auf konzeptioneller Ebene diese Mechanismen und ist zentraler Bestandteil der zukünftigen Forschungsarbeit.

Zusammenfassung

Die molekulare Optimierung von Peptiden für therapeutische und diagnostische Anwendungen stellt die pharmazeutische Entwicklung vor diverse Herausforderungen: Peptide müssen diverse, oftmals einander entgegenstehende physiochemische Eigenschaften gleichermaßen erfüllen bei gleichzeitig hoher Bindungsaffinität zum Zielmolekül, Stabilität bis zur Bindung oder nicht-toxischer Eigenschaft nach der Proteolyse.

Für jeden Anwendungsfall sind zahlreiche Peptide hinsichtlich der gewünschten Eigenschaften zu testen. Biochemische Testsysteme erlauben zwar einen hohen Probendurchsatz, erfassen jedoch nur einen Teil der biologischen Realität, während zellbasierte Systeme realistischere Ergebnisse liefern, aber aufwändiger und langsamer sind. Um diese Probleme zu bewältigen, werden computergestützte Optimierungsverfahren wie evolutionäre Algorithmen eingesetzt, die neue Peptidsequenzen simulieren und deren Eigenschaften vorhersagen. Durch die Kombination von in silico Vorhersagen und in vitro Tests können die Peptid-Kandidaten effizient evaluiert und kontinuierlich verbessert werden. Dazu wurde in umfangreicher Forschungsarbeit Designbetrachtungen hinsichtlich der Entwicklung eines mehrkriteriellen evolutionären Algorithmus durchgeführt. Finale Konsequenz aus den Forschungsergebnissen ist ein Komponenten-spezifischer evolutionärer Algorithmus, der sich für den Einsatz von molekularer Mehrzieloptimierung mit mehr als 3 Eigenschaften eignet. Besondere Eigenschaft für den Einsatz im kombinierten in silico und in vitro Verfahren ist die exponentielle Konvergenzeigenschaft hin zu optimalen Molekülsequenzen innerhalb der ersten 10 Generation des evolutionären Algorithmus. Darüber hinaus weist der Algorithmus komponentenspezifische Innovationen bei Rekombination, Mutation und Selektionsstrategie auf. Ein besonderes Augenmerk liegt auf der Implementierung von Diversitätsstrategien zur Erhöhung der genetischen Diversität in den Populationen.

Glossar

Mehrdimensional Man optimiert nicht nur eine Eigenschaft, sondern gleichzeitig mehrere (z. B. Wirksamkeit vs. Nebenwirkungen vs. Pharmakokinetik).

Effizient Man will in möglichst wenigen Schritten (Generationen/Tests) zu brauchbaren Kandidaten kommen, um Zeit und Ressourcen zu sparen.

Vielfältigkeit Nicht nur eine „beste" Lösung, sondern mehrere gute Lösungen mit unterschiedlichen Kompromissen (Pareto Front) bereitzustellen, damit man später z. B. im Labor, in Toxizitäts-Assays etc. entscheiden kann, was einem wichtiger ist.

Anpassbar/robust Der Algorithmus sollte flexibel sein, d. h. verschiedene Komponenten (z. B. Mutationsoperatoren, Rekombination, Selektion) je nach Problemmodifikation anpassen können, z. B. basierend auf Landschaftsanalyse.

Nutzerfreundlich Standardparameter und gute Voreinstellungen, damit auch Forscher ohne tiefes Spezialwissen optimieren können.

Literatur

Nicolotti, D., Giangreco, I., & Introcasa, A. (2011). Strategies of multi-objective optimization in drug discovery and development. *Expert Opinion on Drug Discovery, 6*(9), 871–884.

Röckendorf, N., Borschbach, M., & Frey, A. (2012). Molecular evolution of peptide ligands with custom-tailored characteristics. *PLOS Computational Biology, 8*(12), 1–10.

Rosenthal, S. (2016). *A multi-objective genetic algorithm for peptide optimization.* Dissertation, Philipps-Universität Marburg.

Rosenthal, S. (2020). Diversity promoting strategies in a multi- and many-objective evolutionary algorithm for molecular optimization. In *Proceedings of the 9th International Conference on Bioinspired Optimization Methods and Their Applications (BIOMA 2020)* (S. 294–307). https://doi.org/10.1007/978-3-030-63710-1_23

Rosenthal, S., & Borschbach, M. (2013a). A benchmark on the interaction of basic variation operators in multi-objective peptide design evaluated by a three dimensional diversity metric and a minimized hypervolume. In M. Emmerich, A. Deutz, O. Schütze, T. Bäck,

E. Tantar, A. A. Tantar, P. del Moral, P. Legrand, P. Bouvry, & C. Coello Coello (Hrsg.), *EVOLVE – A bridge between probability, set oriented numerics and evolutionary computation IV* (S. 139–153). Springer International.

Rosenthal, S., & Borschbach, M. (2013b). Fine-tuning of genetic algorithm aggregate selection for multi-objective biochemical optimization. In M. Emmerich, A. Deutz, O. Schütze, T. Bäck, E. Tantar, A. A. Tantar, P. del Moral, P. Legrand, P. Bouvry, & C. Coello Coello (Hrsg.), *EVOLVE – A bridge between probability, set oriented numerics and evolutionary computation IV* (S. 41–46). Springer International.

Rosenthal, S., & Borschbach, M. (2016). Average cuboid volume as a convergence indicator and selection criterion for multi-objective biochemical optimization. In M. Emmerich, A. Deutz, O. Schütze, P. Legrand, E. Tantar, & A. A. Tantar (Hrsg.), *EVOLVE- A bridge between probability, set oriented numerics and evolutionary computation VII*. https://doi.org/10.1007/978-3-319-49325-1_9

Rosenthal, S., & Borschbach, M. (2019). A Winning score-based evolutionary process for multi-and many-objective peptide optimization. In *Proceedings of the 11th International Joint Conference on Computational Intelligence (IJCCI 2019)* (S. 49–58). https://doi.org/10.5220/0008065800490058

Rosenthal, S., Freisleben, B., & Borschbach, M. (2015). Aggregate selection in multi-objective biochemical optimization via the average cuboid volume indicator. In A. A. Tantar, E. Tantar, M. Emmerich, P. Legrand, L. Alboaie, & H. Luchian (Hrsg.), *EVOLVE – A bridge between probability, set oriented numerics and evolutionary computation VI* (S. 3–17). Springer International.

Shima, M., Hanabusa, H., Taki, M., et al. (2016). Factor VIII-mimetic function of humanized bispecific antibody in Hemophilia A. *The New England Journal of Medicine, 374*(21), 2044–2053. https://doi.org/10.1056/NEJMoa1511769. PMID: 27223146.

4 Fazit

Susanne Rosenthal, Ralf Kutsche und
Niels Röckendorf

Als Ergebnis kann festgehalten werden, dass Verfahren und Methoden der Künstlichen Intelligenz effiziente Möglichkeiten für die medizinische Forschung eröffnen zur Verbesserung von Diagnostik, Therapieplanung und Prävention. Ein zentraler Fortschritt der digitalen Transformation in der medizinischen Forschung ist die nachhaltige Verbesserung der globalen Gesundheitsversorgung.

Gleichzeitig gehen mit dem Einsatz KI-gestützter Methoden erhebliche regulatorische und rechtliche Herausforderungen einher. Fragen des Datenschutzes, der Datensouveränität und der Einwilligung bei der Nutzung sensibler Gesundheitsdaten stehen im Zentrum der aktuellen Gesetzgebung. Rahmenbedingungen für den Einsatz und die Anwendung von KI-Ansätzen sind durch die Datenschutz-Grundverordnung (DSGVO) und den EU AI Act gegeben. Sie sichern Transparenz, Nachvollziehbarkeit und eine risikobasierte Regulierung von KI-gestützten Systemen, insbesondere im Gesundheitswesen. Diese Regularien sind essenziell, um Patientensicherheit, ethische Standards und Vertrauen in digitale Medizinlösungen zu gewährleisten, können jedoch zugleich Innovationsprozesse verlangsamen und erfordern erhebliche Anpassungen in Forschung und Entwicklung.

Vor diesem Hintergrund ist ein Zusammenspiel von regulatorischen Rahmenbedingungen und technologischem Fortschritt entscheidend. Der interdisziplinäre Diskurs zwischen Medizin, Informatik, Ethik und Recht ist elementar, um KI verantwortungsvoll in den medizinischen Fortschritt zu integrieren. Denn langfristig bringen die neuen Technologien eine grundlegende Transformation der Gesundheitsversorgung, die gleichermaßen präventiv und personalisiert ist sowie gleichzeitig Sicherheit und Vertrauen gewährleistet.

S. Rosenthal et al., *KI in der medizinischen Forschung*, essentials,
https://doi.org/10.1007/978-3-662-73616-6_4

Was Sie aus diesem *essential* mitnehmen können

- Analysiert werden sowohl die regulatorischen Rahmenbedingungen an der Schnittstelle von Forschung und Anwendung, wie der EU AI Act, die DSGVO, die MDR (Medical Device Regulation) und das GDNG (Gesundheitsdatennutzungsgesetz), als auch unterschiedliche Strategien in Europa und den USA oder China beim Einsatz von KI-Technologie in der medizinischen Forschung.
- Neben regulatorischen Fragen nach Patientenschutz, Transparenz und Haftungsrahmen werden methodisch-ethische Fragen nach Black-Box-Intransparenz, Daten-Bias sowie Verantwortungszuschreibung bei der Anwendung von KI-Systemen diskutiert. Das Zusammenspiel aus technischer Exzellenz, notwendiger Regulierung, entsprechender Finanzierung und interdisziplinärem Diskurs wird als Weg aufgezeigt, wie KI für medizinische Innovation gewinnbringend und verantwortlich eingesetzt werden kann.
- Einblicke in einen computergestützten molekularen Optimierungsprozess zeigen ein konkretes Anwendungsfeld, wie der innovative Einsatz von KI bei der Generierung neuer Peptidsequenzen zeit- und kostensparender pharmakologische Eigenschaften identifizieren und auswerten kann als herkömmliche biochemische oder zellbasierte Testsysteme.

S. Rosenthal et al., *KI in der medizinischen Forschung*, essentials,
https://doi.org/10.1007/978-3-662-73616-6

Batch number: 10712253

Printed by Printforce, the Netherlands